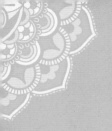

U0394704

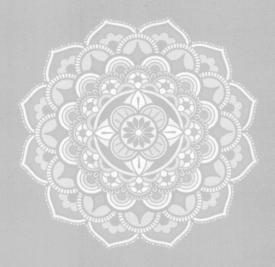

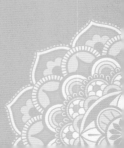

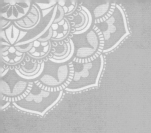
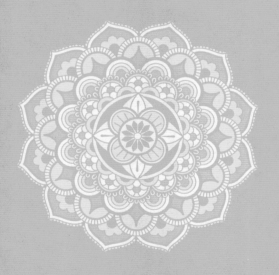
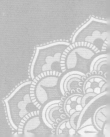

疗 愈 瑜 伽

周韶稜——著

海南出版社
·海口·

周韶薐著

中文简体版通过成都天鸢文化传播有限公司代理，经精诚资讯股份有限公司悦知文化授予海南出版社独家发行。非经书面同意，不得以任何形式，任意重制转载。本著作限于中国大陆地区发行。

版权合同登记号：图字：30-2020-037 号

图书在版编目（CIP）数据

疗愈瑜伽 / 周韶薐著 . —— 海口：海南出版社，2020.7

　　ISBN 978-7-5443-9362-1

　　Ⅰ . ①疗… Ⅱ . ①周… Ⅲ . ①瑜伽 – 基本知识 Ⅳ . ① R793.51

　　中国版本图书馆 CIP 数据核字 (2020) 第 105217 号

疗愈瑜伽
LIAOYU YUJIA

作　　者：周韶薐
监　　制：冉子健
责任编辑：张　雪
执行编辑：于同同
封面设计：MM末末美书 QQ:971364105
责任印制：杨　程
印刷装订：天津联城印刷有限公司
读者服务：武　铠
出版发行：海南出版社
总社地址：海口市金盘开发区建设三横路 2 号 邮编：570216
北京地址：北京市朝阳区黄厂路 3 号院 7 号楼 102 室
电　　话：0898-66812392　010-87336670
电子邮箱：hnbook@263.net
经　　销：全国新华书店经销
出版日期：2020 年 7 月第 1 版　2020 年 7 月第 1 次印刷
开　　本：787mm×1092mm　1/16
印　　张：14
字　　数：150 千
书　　号：ISBN 978-7-5443-9362-1
定　　价：58.00 元

推荐序一

生命就是一场疗愈之旅。

而能疗愈别人的人，之前一定被疗愈过。

我一直很喜欢读瑜伽老师的传记，喜欢了解他们是如何学习瑜伽的，以及瑜伽如何一路引导他们成为现在的样子。

我常说我这辈子做得最正确的两件事：第一是进入演艺圈，第二是学习瑜伽。（好啦！第三件是嫁给我先生。）这两件事是上天特别帮我设计好的作业。

进入演艺圈之后，事业的不顺遂让我伤痕累累，但我又因为热爱这份工作而无法做出割舍。起初为了让自己看起来更好、更美丽，我选择了练习瑜伽。而在一次次的练习中，瑜伽不但疗愈了我的身心，让我转变了面对低潮的方式，也改变了我的工作态度，一切渐渐变得顺利。

我这才发现，为了成功，我努力抚平一路上由挫折带来的创伤；也正因着疗愈伤口的过程，我才能一步步面对人生真正的课题与探寻生命真正的目的。如今，我回到内心的家，成为现在的我。

这就是瑜伽。

认识琳老师（我喜欢这样叫她，特别有亲切感）是在一场瑜伽活动中。她应该是我认识的瑜伽老师里一个难得的深入探究体位法与瑜伽哲学的人吧！更别说她在那么年轻时，便已经确定自己要成为一位瑜伽老师。

跟她一起参加 workshop（瑜伽工作坊）总让我很放松。遇到不懂的、做不到的，我们总是能够不带偏见地、自在地讨论。我们之间好像有种很自然的信任感，彼此都很确定瑜伽能让我们变得更好。

我喜欢这样的老师，对自己很"出世"，对世界很"入世"，人情味十足。

我推荐已学习瑜伽一段时间的练习者来看这本书，相信你会因此而调整练习态度，把垫子上的练习移到生活里继续进行，毕竟除了改善身体状况，更重要的还是改变你的心。

初学者来看也不错，相信瑜伽练习将渐渐改变你的生活，让每一次尝试都能启动你内在的强大力量。

恭喜琳老师，也谢谢琳老师愿意花这么多时间将瑜伽对我们真正的帮助写下来，让更多的瑜伽爱好者了解我们究竟为什么要练瑜伽。

祝福大家，爱与光相随。

台湾金马影后

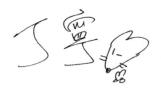

推荐序二

当年，25 岁刚出道、尚未发片的我，单纯因为想让自己在舞台上的身形看起来再紧实点而找到 Lynn（周韶菱的英文名字）。如今，六七年已过去，就像她在书中分享八支心法时所说的，我也正处于由外往内移动的旅途。她除了是我的形体训练老师外，更是与我分享许多人生道理的正能量导师。

2014 年，是我跟着 Lynn 学习的第二年，当时正值我的第二张个人专辑推出之际，我因为压力与心理状况不佳，满怀愤怒与不满，甚至想就此消失在人间。当时我为了出现在公众面前，痛苦地将自己一分为二：一半是专业表演者，热爱音乐与人群；一半是想把自己藏起来的艾怡良，有轻度社交恐惧症，想切断来自外界的所有的联系与关心。

后来，我告诉自己不能再这样继续下去了，于是我试着调整心情，选择再一次出发。刚开始回到 Lynn 的教室时，我带着好多的不安和恐惧。但 Lynn 一出现，那豪迈直爽的语言，加上超具感染力的笑声，完全安抚了我。在她身旁，我总觉得温暖又有安全感。跟她聊天，你能感受到一种魔力，那是一种什么都可以放心跟她分享的安心。

谢谢她的开导，让我们后来有了四年、五年、六年、七年亦师亦友的情谊。

她会对身边的人付出她所有真诚的关怀，永远都将你视为她的老朋友，让你忍不住对她吐露生活中的困惑。尽管你可能只认识了她两个小时，但她仍会扮演一位真心帮忙解决问题的好妈妈。这中间流露出来的女人味，我称之为母性。

我的这位姐姐，是位很具备母性特质的真女人。

Lynn 是一个很真诚的人，不说冠冕堂皇的话，不在乎物质，总是快乐地跟大家分享她的心情与故事。在她正能量爆表的言谈中，你很难想象 Lynn 从小到大的成长过程是极为艰辛的，而正是这些波折起伏，造就了今日的她。

几年下来，除了腹肌与我们的友谊同在外，她一直是我的一面镜子，引导着我往光明面前行。

她的每一句话、对每个姿势的矫正，都在我的人生中掀起了一个又一个小小的涟漪。每一次练习瑜伽，我最期待的不是今天的腹肌能有多坚实，手臂线条能有多优美，而是在练习过程中，Lynn 巧妙地加入了生活哲学。这些看似单纯训练身体的动作，好像也开始往心里去了。

很多朋友跟我说，他们喜欢我的身体线条，也想学瑜伽和普拉提，这或许是我在"灰蒙蒙"的歌词之外多多少少做出的零星贡献。但我没有告诉他们的是，或许有更多的惊喜，藏在你自己美丽的内心当中。

如果你愿意翻开这本书，相信你就会明白我的意思。

台湾金曲奖得主

Eve

作者序

一开始接到出版社的邀约时，我心中的欢喜无法自已。

我还记得自己的第一本书，大概是在 25 岁时完成的。曾经，在我眼里，瑜伽是一项运动。所以，我此前的几部著作都是很单纯地讲述如何塑身美体。爱美是人的天性，拥有一副好身材，自然会信心满满，也会心情愉悦。因此，我当时授课的重点是帮助学员"修身"。

经过了好长一段时间的人生体验，现在的我认为瑜伽不仅是一项运动，还是生活哲学。我认识到瑜伽练习应该往"里头"去，既要修身，也要修心。我也重新找回了学生时代热爱文字的自己，谢谢悦知文化愿意给我这个机会与大家分享我一路走来的心得体会。

多年的瑜伽练习，让我在动作上逐渐有所收敛，而对生命的体验却逐渐加深，并开始懂得享受活在当下的乐趣。

我还记得当初与编辑讨论一番后总结出的重点：开心呼吸就好！

从什么时候开始，简单的事情经过我们过多的思考反而愈显复杂？

中医主张"气通则身松"，许多身体上的毛病都源自受限的呼吸。而呼吸受限会导致身体得不到足够的氧气，于是整个人开始精力不济，难以做到心神专注。这也让我们的生活与工作质量下降，使我们产生情绪上的问题，而情绪上的问题又反过来影响了生活和工作，这样的恶性循环便开始对我们造成恶劣的影响。

瑜伽经典《薄伽梵歌》中写道："什么是瑜伽？平静地履行你的职责，对成败不执着，这种平静，就是瑜伽。"瑜伽其实是一种人生哲学，而并非仅限于某些人所认知的那只是在垫子上练习体位而已。

希望你不要将这本书视为一般的瑜伽书，因为"瑜伽"两个字给了人们太多动作受限的印象。请将这本书视为一本能够改善情绪进而提升自己内在能量的作品。更希望有缘读到这本书的你，把我当成你的朋友——一个喜欢说故事又愿意分享的朋友。

故事，往往是我们生命里的重要提醒。希望借由这本书，跟大家分享我以及与我有缘的人、事、物所带来的生命启示。当然，也包括瑜伽体位的练习方法。

感谢彦盈在本书中与我们分享有关中医的饮食调理方式，帮助我们提升生活质量。最后，也感谢我身边的所有人，感谢你们与我分享你们的故事，你们都是我的人生导师。

让我们一同享受美好平静的生活。

因呼吸而开心。

目 录

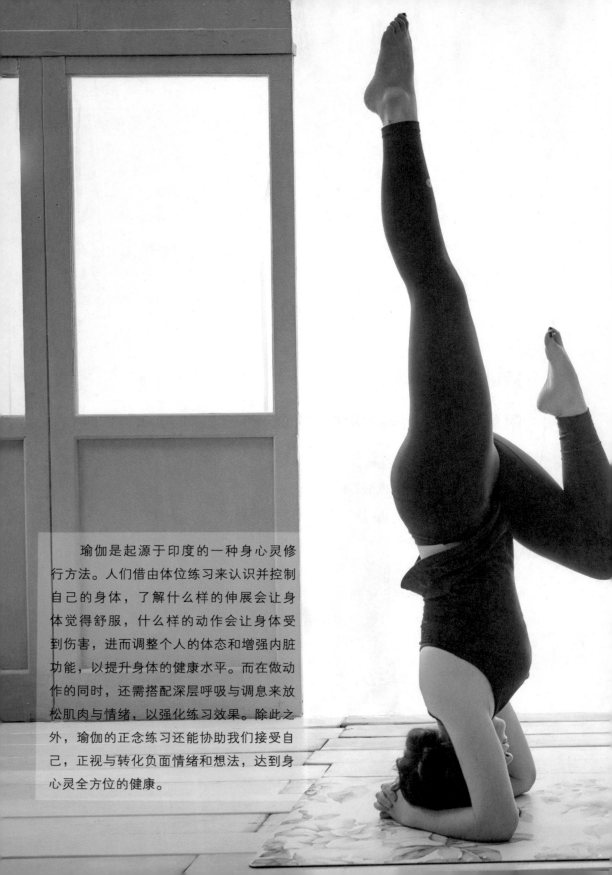

　　瑜伽是起源于印度的一种身心灵修行方法。人们借由体位练习来认识并控制自己的身体，了解什么样的伸展会让身体觉得舒服，什么样的动作会让身体受到伤害，进而调整个人的体态和增强内脏功能，以提升身体的健康水平。而在做动作的同时，还需搭配深层呼吸与调息来放松肌肉与情绪，以强化练习效果。除此之外，瑜伽的正念练习还能协助我们接受自己，正视与转化负面情绪和想法，达到身心灵全方位的健康。

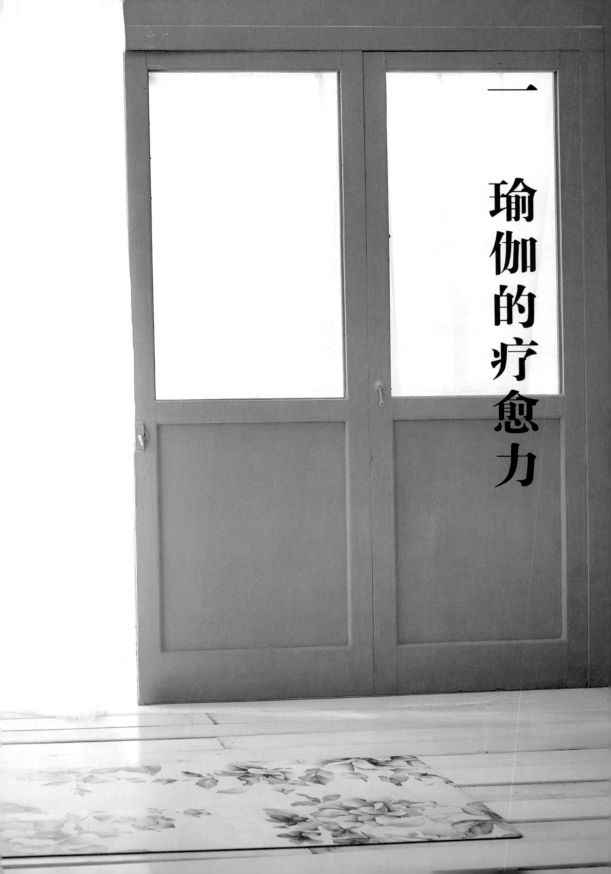

一

瑜伽的疗愈力

瑜伽与我

　　刚入行的我，总觉得什么动作都得会做，才称得上一位合格的瑜伽老师。那时的我，对自己的体能要求极为严格。然而，学生就像一面镜子，从他们身上你能看见老师的样子。

　　从小我就是个爱较劲的孩子。考了第二名，我会很生气地走向成绩第一名的同学，把他的考卷借过来，反反复复地比对答案，再三确认找不到错误之后，还会小心眼儿地拿粉笔在他的桌面上乱画一通。这样的我，在教室里总是假装没事，而回家后就忍不住把自己裹进棉被里，捂着枕头大叫。

　　为了赢得赞赏，我渐渐成为大家眼中的书呆子。论打扮，我比不上那些很早就热衷于画眼线、留披肩发的女同学；而考卷外的世界，运动、音乐、美术及工艺等科目我全都一窍不通。在整个求学过程中，只有考卷上的分数能为我带来些许成就感。我在青少年时期没有跟同学一起坐在麦当劳里点份薯条聊天的时光，也少了课后与女同学围坐在篮球场边，帮男生们加油的热血场景。我所有的少女情怀，都给了考卷、参考书和题库。

　　长大后的我选择了瑜伽老师这份工作，但那颗好胜心仍然在垫子上较着劲，常常让我陷入自我拉扯的境界……"我是老师，怎么可以做不好这个动作？""今天我教室里的学员人数，有没有比隔壁教室的人数还多？"类似的想法，总是时不时地冒出来。

刚开始教课时，由于我是个急性子，也多少带着补偿学生时代未曾追求过美丽的心态，我十分热衷于如何让自己的体态更臻完美。那时的我，总是一味地追求体能的极限与外表的美丽，所以我的第一本书封面上醒目地印着"恶魔激瘦地狱教师"，这个头衔真是恰如其分。一开始，我的课堂以强度高、挑战大而闻名，来上课的学员不外乎爱挑战极限的运动选手，或是追求完美体态的人。当心中的自我（ego）被不断地放大时，我觉得自己应该学会更多进阶的高级体位，才有资格继续当老师。于是，那几年我是在不断挑战身体练习极限的恶性循环中度过的。

现代瑜伽之父克里希那玛查亚（Krishnamacharya）曾说过："瑜伽体位练得好的人与瑜伽老师是不同的。"一般人练习瑜伽，就像是游泳教练，更多的是在水的表面游弋，若你想要真正地征服水，就得勇敢地往水里钻，成为一名潜水教练，方能一窥水下的奥秘。于是我开始练习走向自己的内心，并渐渐认识到，瑜伽不只是体能运动，更是一门哲学。

小时候在意输赢的我，长大后依然如此。虽然在瑜伽垫上，我经常反复叮嘱学员和自己，不要有太强的得失心与爱攀比的心态。但对练习瑜伽多年的我来说，这依旧是个相当困难的课题。这些年来，通过对解剖学、康复技能以及身心灵类课程的学习，我不断地吸收新知识，内心变得越来越踏实，也获得了安全感。而好胜又爱管闲事的个性也逐渐有所收敛，我认识到自己在每件事上的停损点大概在哪里。即便这样，我顶多只敢说自己的攀比心有所收敛，但仍无法肯定地大声宣告，我已完全放下。

同时，我观察到我的学生们也在逐年转型——从寻求极限的狂热分子，到温柔健谈、能接受个人极限所在的自信者。正因为我的身边聚集了一群具有正能量的朋友，所以我才有了继续往人生更深处冒险的勇气。

没有什么太大的起伏变化，但我确实很自然地改变了我的授课方式甚至人生。如今我所追求的以及想带给学生们的，就是舒服——能够好好呼吸、伸展身体与放松情绪就好。这似乎也印证了**瑜伽最终的本质，就是达到生活中人、事、物的平衡**。

前方，想要追寻的，很难有终点。愿我们在固执追求终极目标的同时，不要忽略了沿路的美好。

以瑜伽联结的人生

十多年的教学经历让我可以自豪地大声宣告：我热爱我的工作！瑜伽对我来说就像是一个联结，进入教室的每个学生都能带给我丰富的生命体验与学习课题，让我借此向外延伸。

很多人刚来教室上课时都抱着既充满期待又怕受伤的心情，或许他们觉得自己骨头太硬、身体有一堆毛病，全身上下没有一个地方不痛不酸；也有可能是因为他们压力太大，想找一种舒缓的方式，来平衡自己的身体与情绪。这似乎也直接印证了为什么来我的班上课的学员大部分是缺乏运动、工作压力大的上班族。

除了想改善身体状况的人以外，还有些人是来调节情绪的。对现代人来说，社交圈变得有些寂寞、狭小。似乎进入职场后，单纯地交朋友这件事显得不那么容易。因此，走进教室的学生们格外珍惜与人交流的机会，课前课后的休息时间成了一段彼此之间吐露心事的特别时光。说说在公司为什么生闷气，抱怨一下与主管之间的小摩擦，或是聊聊因为压力太大而无法安睡的困扰……因为垫子旁的人与业绩无关，与其交往也不同于必须小心翼翼的职场交际关系。在这里大家总能稍微卸下心防，充当一旁有缘人的心情树洞。

有趣的是，每次听完那些彼此在工作中的不愉快，大家最后的对话，大部分都会落入这样的问答循环之中：

"你想过要如何解决问题吗？"

"怎么解决？又不能不上班，还得养一家老小呢！"

"那你想过多方向发展，然后转换跑道吗？"

"都这把年纪了，没那么简单。人到中年，工作可不好找。"

"如果这件事情让你这么不开心，为什么不想改变？"

"找新工作没有那么容易，你是自由职业者，上头没有老板，不懂！"

话题进行到此总是自动打住，然后我们相视而笑，又回到垫子上继续下一个练习。

自由职业者，实际上既可能负债累累，也可能月入几万元，全看你有没有自制力。别人很是羡慕，但你如果没有自律的生活习惯，不能做好情绪管理，就很难靠自由职业混出名堂来。

由于没有老板盯着我们，所以我们每日的工作进度都要靠自己规划。闹钟响了马上就得起来；必须严格遵守时间表；欠缺的职场技能、该做的功课，都要主动进修和完成。就算得到一笔不错的收入，也要控制自己不能大肆狂欢，一股脑儿地把钱花完，取而代之的是未雨绸缪地做好财务规划。遇到行业淡季时，抱着随遇而安的心情，蛰伏下来，等待下一个旺季东山再起。

生活与工作上的不如意，十之八九。每个行业都有各自的专业要求，每份工作也有不同的辛苦之处。

瑜伽经典《薄伽梵歌》里有一段话，讲出了自由职业者的立足之本——"不能约束自己的人，没有智慧，也没有定力。没有了定力，则没有了平静。没有平静，何来幸福？"

我们很难明确地说出，到底是自己的身体影响了生活和情绪，还是自己的生活和情绪影响了身体。著名作家詹姆斯·鲍德温（James Baldwin）曾说过："世界在你眼前，而你不一定要接受或者维持它原本的样子。"如果你希望生活有所改变，或许答案就是让自己成为不同的人。

如果对生活总是将就，似乎，我们也对自己的人生开始不讲究了。

我相信每个人的身体（外在）、情绪（内在）以及生活环境彼此之间都有一座桥梁连接着。而人与生俱来的自愈能力，往往在一天一天的日常琐事中逐渐沉睡或被麻痹。我们常常被教导要努力、要忍耐，才能迎向成功的人生，却忽略了在不断向前冲的同时，更要善待自己。而这个自己包括：身体（肌肉、骨骼、内脏……）、呼吸以及心灵（情绪、精神……）。

我这么说，并非要你签下生死状，以多么强大的决心来改变自己。我们只要每天抽出一点儿时间，跟随本书练习，从外到内，一步步地重新认识自己即可。在你没空走进瑜伽教室的时候，你可以借由一次良好的呼吸放松你的身体，借由一次单纯的冥想平衡你的思绪，借由一个简单的体位释放你的压力。由浅入深，好好地对待这个每天花最多时间与之相处的自己。不要找任何理由，你可以怪别人害自己摔倒，但赖在原地不走，就是你自己的问题。

只要每天坚持，就会越来越好。我总是相信，改变一旦发生，就会一直发生。

瑜伽的练习从来不是只局限在垫子上，而是让你通过人生各个阶段的生命经验去实现自我成长。

我将这本书分为三个部分：

·呼吸法

·脉轮与情绪

·正念阴瑜伽

运用我十多年的教学心得，希望借由瑜伽的理念和练习法，帮助大家在日常生活中找回自身的安稳与平静。

瑜伽是近年来很多人选择的健身方式，大家都希望通过瑜伽的练习来伸展筋骨以达到保护健康、瘦身、美容等效果。而瑜伽除了包含大家所认识的体位法（瑜伽的动作）以外，其实还包含了呼吸法（调息）、身体知觉的观察与协调（冥想），以及练习以正向的态度来看待自己和外在世界（正念）的不同发展阶段与过程。

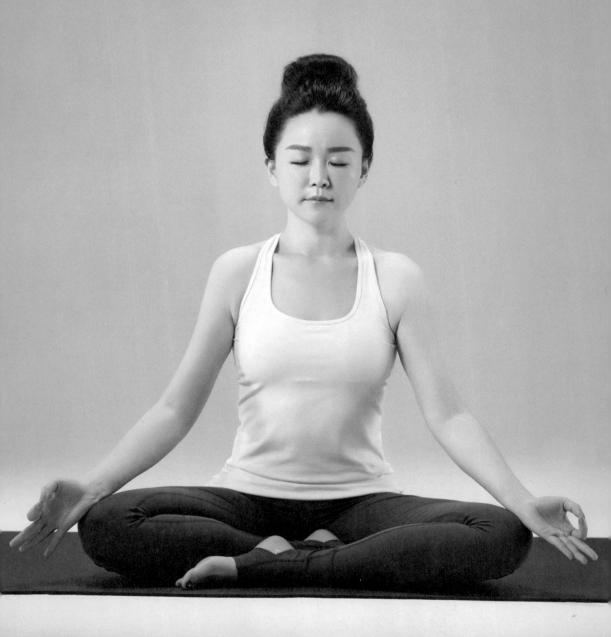

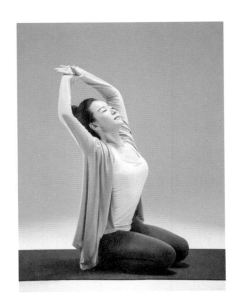

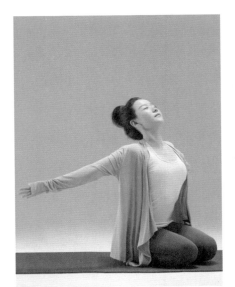

二　关于呼吸与冥想

一次八支心法的生活实践旅程

瑜伽经典认为，外在的知识无论如何先进高深，都不是真正的智慧。而人类智慧的最高形式，莫过于探究自身。瑜伽之祖帕坦伽利（Patanjali）曾在《瑜伽经》（*Yoga Sutra*）中提出瑜伽的八分支，它被认为是瑜伽修习的八个步骤。

台湾大学教授李嗣涔曾经说过："科学的进阶为哲学，哲学的进阶为玄学。"智慧的探索，往往是由外而内的。帕坦伽利的《瑜伽经》则开宗明义：**"何谓瑜伽？瑜伽，就是控制头脑意识的波动（Yoga citta vritti nirodhah）。"**

瑜伽的八支心法，是让身心灵合一的八个循序渐进的步骤，其顺序为由外向内。前三个阶段（持戒、精进、体位法）属于外在的锻炼。第四、五阶段（调息和摄心）则是以规律的呼吸来调息心智，属于内在的锻炼。最后的三个阶段（专心、入定、三摩地）是对精神与灵魂层面更进一步的追寻。外在表现的漂亮体位只是八分支中的一支。也就是说，对外在的知识与技能的学习，对于平复情绪的帮助有限，而唯有当内心进入平静状态时，我们才能真正感受到平和与喜乐。所以，完整的瑜伽是内在与外在的完美结合，是八分支共同精进、互相影响的成果。

瑜伽八支心法既是从外在走向内在的练习，也是从阳到阴的适时切换，最后让人趋于一个宁静、安详的平衡点。阴阳在传统观念中虽是相互对立的，但二者更多的表现是互生互长、循环不止。所以瑜伽八支并非一条单向线，而是像植物的根系一样错综复杂，互相缠绕、互相影响，是生命生长的基础。如果你今天感觉阳性能量过剩，那就需要多一些阴性练习，如伸展经络、练习缓和呼吸；如果你觉得阴性能量较多，那就需要一些流畅并且有点挑战性的阳性练习。

有些难懂吧？不过，相信在一次次的练习之后，你就能找到感觉。以前的我，练习时总是刻意忽略最后阶段的冥想和瑜伽休息术，总觉得那是一段很乏味的过程。近几年，我才懂得好好享受它。现在，我把八支心法当作有不同阶段的闯关游戏，而我要一关一关闯过去。如果有一个阶段没有练好，我就感觉好像没有过关成功，然后摸摸鼻子走回来重练。因为八支心法是一个完整的过程，有它完美的逻辑存在，我们只需要慢慢体会其中的精髓即可。顺其自然，细细品味，我们就能逐渐找到内在真正的平静。就像阿斯汤加瑜伽之父帕塔比·乔伊斯（Pattabhi Jois）所说的，"努力练习，一切终究到来"。

以下，我就以瑜伽练习为例，来说明什么是八支心法。

故事总是这样开始的：生命中无法预期地出现一位贵人，引领你踏进垫子的世界。懵懂的我们总是要先有个动机才会走进教室，可能想减重，想解决脊柱侧弯的问题，想找寻工作以外的自己，觉得瑜伽是一项时尚运动；或者跟恋人分手，想做点什么来改变生活。无论是何种原因，任何开始，都是美好的起点。

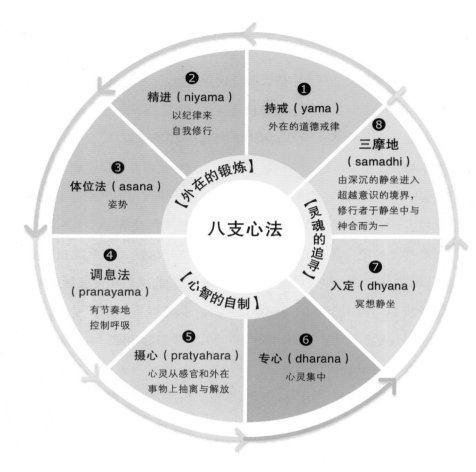

八支心法

❶ 持戒（yama）
外在的道德戒律

❷ 精进（niyama）
以纪律来
自我修行

❸ 体位法（asana）
姿势

❹ 调息法
（pranayama）
有节奏地
控制呼吸

❺ 摄心（pratyahara）
心灵从感官和外在
事物上抽离与解放

❻ 专心（dharana）
心灵集中

❼ 入定（dhyana）
冥想静坐

❽ 三摩地
（samadhi）
由深沉的静坐进入
超越意识的境界，
修行者于静坐中与
神合而为一

【外在的锻炼】

【心智的自制】

【灵魂的追寻】

　　大部分人刚踏上垫子，可能是以追求完美的体位法为目标。为了实现这个目标，将动作练好，你在生活中开始了自制。充足的睡眠和健康的饮食，能让我们保持最佳的练习状态。懂得选择健康的食物，能让我们的身体更轻盈，或许在做下一次的前屈动作时就可以再增加一指节的深度。（**持戒**）

　　你可能会放弃下午半糖去冰的珍珠奶茶，而开始吃起那向来令你没兴趣的燕麦；阅读的杂志从《柯梦波丹》[1]换成《康健》[2]；也认清了那些无谓的应酬和饭局会徒增宿醉和脂肪，阻挠你的练习。为了保持规律的瑜伽练习，你开始过滤掉一些不必要的社交和生活琐事。与其在现场赔笑寒暄，倒不如将时间留给那本未读完的书。在此阶段，你已经懂得要多爱自己一些，把时间留给自己真正想要完成的事情。（**精进**）

经过很长一段时间的身体练习之后，有一天，你站在垫子上，可能会突然"醒"过来。或许是因为练习导致背部下方受伤，又或许是无意间听到一句话，然而就是那么不经意的，你突然被唤醒了。

"醒后"的你发现，没有任何一个动作是完美的，追求这些目标，就跟找寻远处的地平线一样永无止境。原来课后的瑜伽休息术才是整个练习中最重要的，而不是像大家开玩笑时说的，那是自己最"拿手"的体位法。（**体位法**）

你开始懂得瑜伽休息术所带来的美好、平静，于是变得有点贪心。为了不让这美好的片刻只出现在练习过后，你开始在日常时间练习呼吸法，并希望通过对呼吸法的练习，让平静的心情自然伴随着你。（**调息法**）

经过前面几个阶段，你重新调整了生活的步调，因而有了单纯的生活圈。逐渐地，物质欲望和利益斗争开始远离你。你在花市找到了适合放在阳台种植的盆栽，可能比买了向往已久的名牌包还开心。于是你开始跳脱身体的练习，想试着认识真正的自己。（**摄心**）

---

1 台湾地区娱乐时尚杂志。——编者注
2 台湾地区医疗健康杂志。——编者注

远离了外在的物欲后，你逐渐懂得向内观察，观察自己的情绪，找出情绪的原点。当自我认识到达一定的深度之后，你面对外界的流言纷扰，情绪起伏的波澜便越来越小，因为你有了内在的智慧，能够明辨是非，看清无明。（**专心**）

最后，你会开始好奇。如果练完瑜伽之后身体能够变得健康轻盈、通体舒畅，那么，脑袋呢？这样美好的经历，如果发生在我们的思绪当中，又会是什么样的神奇体验？这便是本书将分享的呼吸法和冥想静坐。（**入定**）

借由规律的瑜伽练习，逐渐将我们的心智带向"止"与"定"。（**三摩地**）

你可能会问："我对瑜伽没有兴趣，是不是表示我无法进入这个世界？"而这也是我喜爱瑜伽哲学的另一个原因：即便是从来没有接触过瑜伽的人，这套理论仍然可以通用。

不妨试着将八支心法中的"瑜伽"换成任何你喜欢的项目，可以是跑步、园艺或是油画，也可以是你生活里不违背健康原则的其他项目。想要感受这个过程，与我们身体的柔软度无关，它可以是生活中的任何一件小事。

当一个人想专心做一件事情时，就会改变全世界来完成它。

你将发现，瑜伽能够给我们的，比我们原来期望的要多得多。

我们生来就会呼吸，为何还要学习

　　呼吸，是身体与意念之间的桥梁，也是瑜伽初学者经常遭遇的困扰。刚接触瑜伽的人往往不知道什么时候该吸气，什么时候该呼气。接下来，就让我们来重建呼吸模式，待掌握了正确的腹式呼吸法后，再进行冥想与体位的练习。

　　离开母体，我们来到这个世界，做的第一件事情就是哭泣，这是我们独立呼吸的开始。人类面对未知的反应，便是油然而生的恐惧，于是我们哭泣。呼吸对人类而言，是一种生存的本能。呼吸是体内少数几种同时存在的自主或非自主控制的能力。当我们害怕时，会不由自主地屏住呼吸；心情烦躁时，也会本能地大口呼吸（深呼吸），来舒缓情绪，减少紧张和恐惧。

　　呼吸看似简单，却要维持我们身体的所有功能。当人的脑部缺氧超过 4～6 分钟时，脑细胞就会开始受损；当缺氧时间达到 10 分钟时，就会进入脑死亡的昏迷状态，即便幸运地被救活，身体因缺氧而造成的机能耗损，仍会留下永久性的伤害。

　　如果仔细观察，你会发现婴幼儿很多时候都是采用腹式呼吸。长大后的我们，责任越来越多，心事越来越重，渐渐失去了童年的纯真。

基于恐惧的本能或者因为长期的姿势不良，我们不自觉地开始限制呼吸。于是，呼吸越来越浅，原本运用腹式呼吸可以吸进充足的氧气，但现在由于呼吸急促，只剩下浅层的胸式呼吸了。所以身体长期在气体交换不足的情况下产生病变，似乎也不是多么奇怪的事了。

瑜伽经典《希瓦本集》讲道："当瑜伽人可以随心所欲地控制气体进出，甚至可以停止呼吸时，他就成功地掌握了屏息。**如果一个人能控制呼吸，那么，还有什么是不可以控制的呢？**"控制呼吸表现为呼吸的延长。刚开始练习瑜伽时，你可能会手忙脚乱，无法兼顾呼吸的练习。此时，不要心急，只要保持当下的呼吸，跟着自己的节奏即可，待体式稳定了，再来好好观察你的呼吸。观察呼吸时空气是怎么流动的，感受呼吸时胸廓的律动，感受呼吸与动作节奏协调后体式的稳定与力量的增强。

每个人的情况皆不相同，无须硬性要求自己。对于呼吸的状态，让自己感受到自然、平静与舒适是最好的。

有意识的呼吸能调养身体、调节情绪

    有意识的良好呼吸，对于身体的调养及情绪的调节，远远超乎你的想象。让我们先来认识一下自己的身体吧。首先，在呼吸过程中，有一个很重要的部位——横膈（diaphragm）。它是一层骨骼肌薄膜，延展至肋骨底部。横膈将胸腔与腹腔分隔开，并对呼吸起着重要的作用。如果将手放在剑突附近（约为实施海姆立克急救法时会按压的区域），就可以感觉到横膈的存在。

    横膈长得很像一把打开的雨伞。吸气时，空气进入胸腔后需要空间容纳，胸廓会向外扩张，将横膈向下推；反之，呼气时，胸廓会向内收缩，横膈则会上升。从解剖学的角度来看，健康且具有弹性的横膈，会加速全身的新陈代谢及血液循环。因为有弹性的横膈有利于提高呼吸效率，增加人体血液中的含氧量。

    吸气的时候是交感神经在起作用，呼气的时候是副交感神经在起作用。深沉而缓慢地吸气，可以有效地稳定交感神经，让身体保持平衡状态，不至于太亢奋。若交感神经紧张，人体的血液会聚集到肌肉里，内脏就会相对缺血，造成身体脏器血液循环的失衡。因此，深层且均匀的吸气，能使人体内部的各个脏器和细胞得到均衡供血。

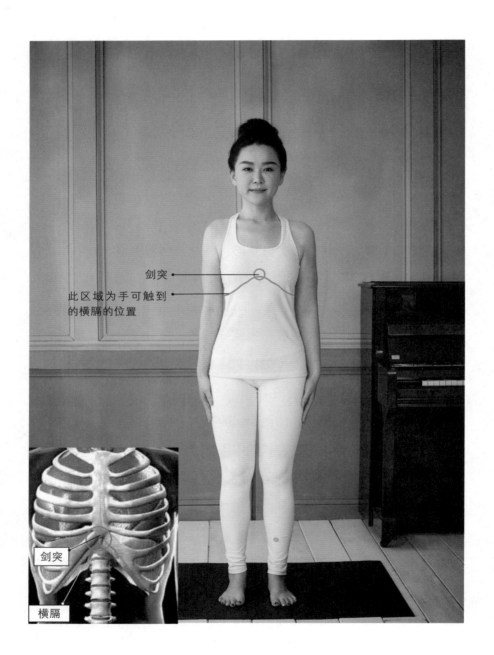

剑突
此区域为手可触到
的横膈的位置

剑突

横膈

深层的呼气，有助于副交感神经发挥作用，以稳定情绪，改善睡眠质量。如果呼吸时呼气时间比吸气时间长，而且是缓慢均匀的呼吸，就能刺激副交感神经，进而改善自主神经失调等问题。

为什么在练习完瑜伽体位法或呼吸法后，饥饿感会暂时消失呢？这是因为在练习过程中，专注呼吸及扭转躯干可以"按摩"内脏并让横膈得到伸展，这会刺激胃壁，让人暂时产生饱腹感。

我们的肺，在充满空气的时候，每一侧都可以胀到一个足球那么大。想要练习深层且高质量的呼吸，就必须改变肺、胸廓以及横膈伸展的幅度。

呼吸过程中，肺、胸廓及横膈的位置都会改变

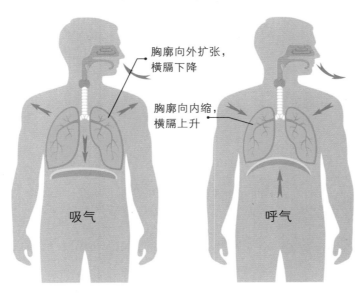

胸廓向外扩张，横膈下降

胸廓向内缩，横膈上升

吸气　　　　　呼气

遗憾的是，高科技使得人们过度使用计算机和手机等电子产品，再加上不良的生活习惯及情绪压力，使我们对呼吸的重要性显得意识不足。

　　压力大的上班族与容易精神紧绷的人，越来越偏向于胸廓前后膨胀的浅层胸式呼吸，使得吸气与呼气经常发生在锁骨跟胸部上端的位置，而非有效地使用胸廓及横膈来进行呼吸。时间久了，横膈自然偏向紧绷，使人无法进行深层呼吸。没有好呼吸，自然也就少了好情绪。

气脉、自主神经与器官的对应

按照中医的解释，膈俞即横膈相对应的位置，当膈俞出现紧绷的情况时，整条督脉便跟着拥塞，进而影响到全身的器官。最先出问题的通常是消化系统，因为肝胆脾俞都在横膈附近，所以当呼吸质量不好时，第一个出状况的往往是肠胃，然后是情绪（三焦俞，主情志与气郁，掌管内分泌及稳定情绪）。

如果你较习惯西方医学的说法，不妨通过自主神经系统来理解。自主神经掌管心跳、呼吸、血压、体温等，它们错综复杂地交织在一起，经由脊髓遍及全身，并影响诸多功能，且这些功能皆不受意识的控制。

每一次放慢呼吸，都会对神经系统产生舒缓效果，解除身体的紧绷状态，让人放松。当身体开始放松时，人便可以将注意力放在呼吸和情绪上。

练习呼吸法的好处

本小节的目标是重建身体的自然呼吸模式——平稳的腹式呼吸。在这种呼吸方式中，吸气和呼气都通过鼻孔而非通过嘴巴来进行。如果呼吸显得急促、短浅，很可能是因为人利用胸腔来进行呼吸，因而只利用了肺部容积的一部分。

当我们能够有效地利用横膈进行呼吸时，就能在吸气时让肺部充分扩张，呼气时尽可能地完全呼出气体，让每次呼气都能带来更多空气和生命能量。让我们通过有意识的练习，逐渐实现自然的、高质量的良好呼吸。

经常练习呼吸法，能为我们带来以下好处：

1. 带给身体更多的氧气，排出更多的二氧化碳，强化肺部及横膈功能。

2. 增加腹腔中的内压，可以"按摩"内脏。

3. 有意识地缓慢呼吸，具有稳定神经系统的效果。

4. 身体放松，心情自然逐渐平静。

或许你现在所有的不健康症状全都源自——没能好好呼吸。

呼吸法练习前的简易放松按摩

　　在开始练习之前，建议你使用运动滚轮、网球或瑜伽按摩球等辅具，简单地放松一下腰大肌、横膈以及胸肌。

　　每个部位的按摩时间为 30 秒至 1 分钟。这种简易按摩，除了可以提升呼吸质量外，还能舒缓紧绷的情绪，让你更好地投入呼吸练习。

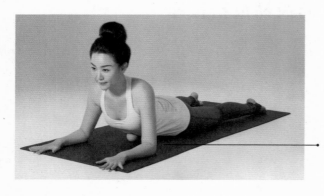

趴姿，胸下剑突处放按
摩球

横膈按摩

双手及前臂架于地板上，身体重心向前，左右摇摆
上半身，用小球按摩剑突附近。

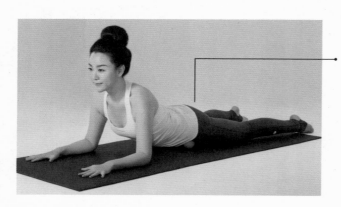

趴姿，让小球同时接
触大腿一侧和腹股沟

髂腰肌按摩

双手及前臂架于地板上，身体重心向前，左右摇摆上
半身，用小球按摩此区域。结束后换另一侧。

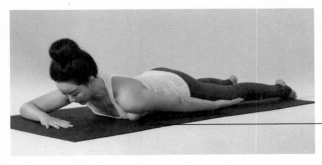

趴姿，小球放置于手臂
与腋窝之间

胸肌按摩

身体重心向下，上下摆动身体，按摩单侧胸肌。结束
后换另一侧。

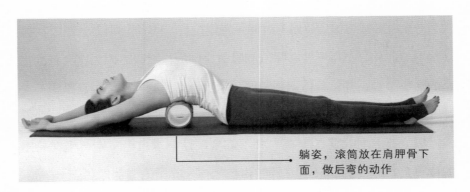

躺姿，滚筒放在肩胛骨下
面，做后弯的动作

后弯横膈伸展

双手向头顶方向伸展，如果感觉伸展过度，可改用手抱头这个较为轻柔的姿
势。保持此动作并练习深呼吸（伸展胸肌和横膈）。

练习呼吸法的坐姿

练习呼吸法时，请选择一种你感到舒适且能稳定待一阵子的姿势。如果采用错误的坐姿，脊柱会呈现弯曲状，进而限制横膈的运动，让你无法顺畅地呼吸。

呼吸法练习的时间[1]，可以每次增加一点。一开始不妨先设定 5 分钟，熟悉方法并养成习惯后，练习时间可慢慢拉长，或者也可以尝试 12 次循环练习。此外，记得不要在呼气和吸气之间屏住呼吸，因为这会打乱正常的呼吸节奏，并让身体感到紧绷。消除无意识的停顿或屏息是极为关键的练习重点。整个呼吸过程应自然平顺，且没有任何压力。

以下是几种常见的坐姿。并不需要硬性要求自己一定得坐在特定的位置上，只要选择舒适并且能让自己待一阵子的姿势即可。

1　古印度人在练习呼吸法时，是以指节来计算时间的（用大拇指点数其他四指指节，数 12 个数为一组）。所以就算是闭着眼睛练习，他们也可以清楚计算组数，并让自己更加专注于气息的流动过程。

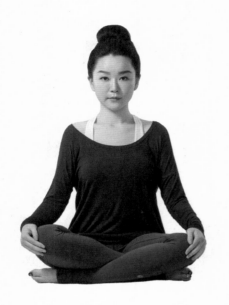

简易坐姿
Easy Pose

弯曲右小腿，将右小腿放
在左腿膝盖下。弯曲左小
腿，将左小腿放在右腿膝
盖下。

缅甸坐姿
Burmese Pose

双腿盘坐，小腿前后放，
脊柱延伸、拉长，坐骨稳
定地贴在地面（或是软
垫）上。

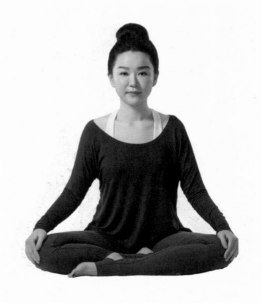

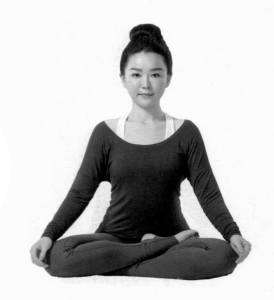

半莲花坐姿
Ardha Padmasana

盘坐，将其中一只脚放置于另一侧大腿根部。

至善坐姿
Siddhasana

弯曲左小腿，将左脚跟靠近会阴处，左脚掌贴近右大腿。弯曲右小腿，将右脚跟放在左脚踝上。右脚掌位于左大腿及小腿之间。

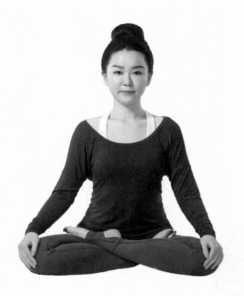

莲花坐式
Padamasana

盘坐，将双脚分别放置于大腿根部（膝盖不适者不要做）。

闪电坐姿
Vajrasana

跪坐于双脚上（推荐坐骨神经及骶髂关节有问题者使用此坐姿）。

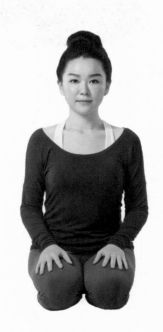

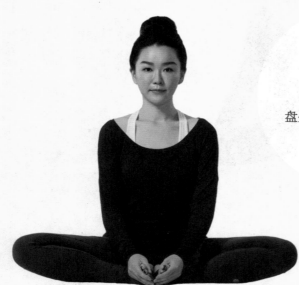

蝴蝶坐姿
Butterfly Pose

盘坐，双脚掌贴在一起。

呼吸的循环周期

以下说明呼吸的四个阶段。

所谓呼气，是指把二氧化碳排出体外。有些人吸气的时间长，有些人呼气的时间长，而且每个人的血压和血流的情况不尽相同。进行呼吸法练习的目的，就在于消除呼吸和血压中的不均衡现象。因此，练习时请停止个人的习惯和偏好，把自己从过去的执着中释放出来。

吸气（puraka）

尽量让胸廓打开，最后能感觉到锁骨处是饱满的。不要让腹部先鼓起，否则，肺就不能完全扩张。

悬息（antara kumbhaka）

暂时停止。吸气的过程已完成，呼气尚未开始。

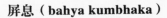

呼气（rechaka）

气流从锁骨上方呼出，逐渐至胸廓下缘，与吸气时的流动方向相反。慢慢地、有韵律地排出气体。

屏息（bahya kumbhaka）

结束本次呼吸的呼气过程，下一次吸气尚未开始。

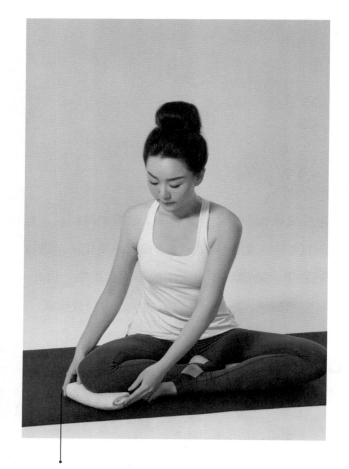

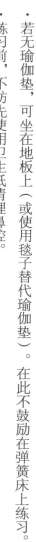

· 若无瑜伽垫，可坐在地板上（或使用毯子替代瑜伽垫）。在此不鼓励在弹簧床上练习。

· 练习前，不妨先使用卫生纸清理鼻腔。

如膝盖有不适感，
请于膝盖下方垫上一条毛巾。

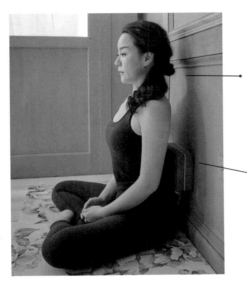

背部下方若有不适感，练习时，请坐
在靠近墙面的地方。

在背部下方放一块瑜伽砖（或是任
何能给予支撑的物品，如枕头、厚
毯子等）以减缓背部下方因长时间
盘坐而产生的酸痛。

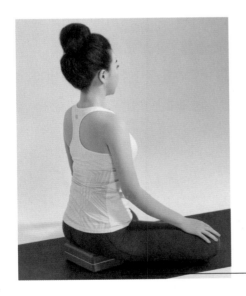

有骨盆后倾问题的人，可以将臀部垫
高，辅助制造前倾角度。

净化身心的呼吸法

以下是我从以往的练习经验中挑选出的初学者容易上手并且能够有效改善身体功能的呼吸法。正如我们之前所提到的，阴阳平衡的练习能让我们达到保持身心平静的目的。

其中，有些呼吸法偏阳性，能够帮助我们提升精神或是加强核心；有些则偏阴性，能够帮助我们稳定情绪。不是所有的呼吸法都必须练习，你可以参考各项说明，为自己选择当下最适合的一种。

每天花上几分钟，即便你无法好好地待在垫子上静坐练习，也可以在办公桌前或是通勤路上轻松进行，呼吸法是非常实用又方便的减压法。

01 平衡思绪——
一侧鼻孔呼吸法（Single Nostril Breathing）

鼻孔的开合有不少的学问。除了具备基本运输气体的功能之外，鼻孔的通畅程度也会影响身体的其他器官，进而影响我们的情绪。

右边的鼻孔，从能量层面来说属阳性。当右边的鼻腔、肺叶处于较活跃的状态时，会提高血压以及心率；反之，左边的鼻孔属阴性，左边的鼻腔、肺叶则会带来平静的情绪以及稳定的心跳。

【练习方法】

练习前，不妨先观察一下当下自己正处于什么样的情况。

如果你的情绪比较亢奋，想让自己平静一些，就可以按住右边的鼻孔，使用左边的鼻孔进行一侧呼吸练习。

如果你现在精力不济，注意力难以集中，那就试试按住左边的鼻孔，改用右边的鼻孔进行呼吸练习，这样你的状态很快就能得到改善。

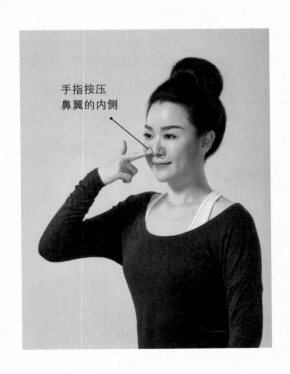

手指按压
鼻翼的内侧

02 力量建立——
侧式呼吸法（Diaphragm Breathing）

普拉提运动中所运用的侧式呼吸法，是一种强调胸腔空间运用的呼吸方式。此呼吸方式不仅可以让运动时的肢体动作流畅，还能减轻肌肉的紧绷，改善腰酸背痛的问题。

侧式呼吸法练习过程中不会有太多的腹部起伏（此呼吸法跟腹式呼吸法不同），而是会有拉手风琴似的横向扩张与收缩的感觉（胸廓的扩张与收缩）。

【练习方法】

1. 盘坐，双手放在肋骨两侧，保持脊柱、骨盆的稳定。

2. 用鼻子吸气，用嘴巴呼气，吸气与呼气的时间比为 1 ： 2。

3. 吸气时想象自己胸廓的肋骨区域像手风琴一样被拉开。

4. 呼气，像吹口哨一样，速度缓慢，保持稳定，可以有效地锻炼腹横肌。

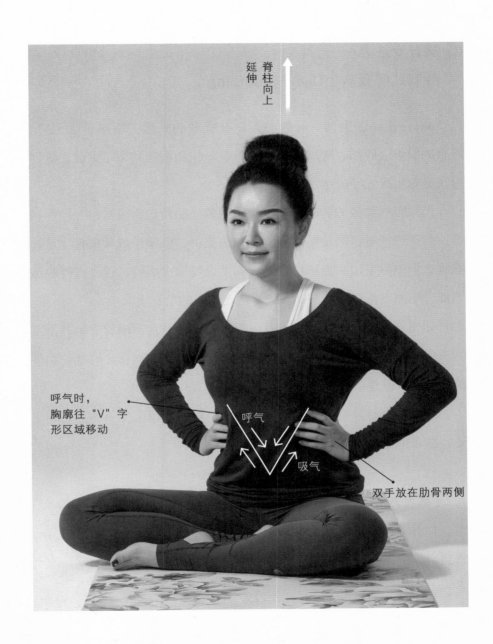

脊柱向上延伸

呼气时，胸廓往"V"字形区域移动

呼气

吸气

双手放在肋骨两侧

03 提升专注力——
胜利式呼吸法（Ujjayi Breathing）

ujjayi 是挣脱束缚、解放心灵以及胜利的意思。用鼻子吸气时，声带的肌肉会收缩；呼气时，咽喉处会产生微弱的共振，因此，此呼吸法又称为喉式呼吸法。

当你吸气扩张胸腔时，请将胸廓两侧的肋骨想象成被拉开的手风琴；当你呼气时，胸廓两侧的肋骨向内集中，就像手风琴被合上了；喉咙也会微微发出共振的声音，好似手风琴发出声响。这个因呼吸练习而产生的声音，可以帮助我们专注在呼吸的节奏上。

如何判断自己的练习方式是否正确？可以将食指横放于鼻孔下方的人中附近。呼气时，如果手指头只感觉到微弱的气息，那就说明你的练习方式是正确的。

如果你已经熟练掌握了以上的内容，可以采用任何一种舒适的坐姿，按下面三个完整的步骤进行练习。

【练习方法】

1. 用鼻子稳定、缓慢地吸气，用嘴巴呼气，同时发出长"r"音，直到空气全部呼出为止。

2. 再一次用鼻子吸气，用嘴巴呼气，同时发出长"r"音，呼到一半时，将嘴巴合上继续呼气，直到空气全部呼出为止。

3. 熟练掌握以上两个步骤后，练习用鼻子吸气、用嘴巴呼气时，可全程将嘴巴合上，并且依然发出长"r"音。

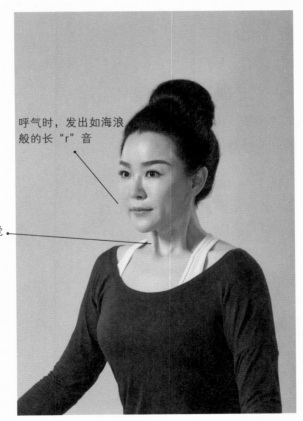

呼气时，发出如海浪般的长"r"音

吸气时，会感觉喉咙往内收

04 改善低血压——
间断呼吸法（Viloma Breathing）

此呼吸法是通过屏息练习给头部以适当的压力来促进血液循环，因此，高血压及心脏病患者应避免练习间断呼吸法。

【练习方法】

1. 找一种舒适的坐姿。

2. 吸气，屏息；吸气，屏息；再吸气，再屏息。进行 3 次吸气与屏息的循环，吸气时间与屏息时间相同。初学者可以从坚持 2 秒钟开始练习，直到肺部充满空气为止。

3. 根据自身状况，屏息时间保持在 5～10 秒。

4. 最后以深深的、缓慢的呼气结束一次练习（一个回合）。

也可以以呼气或屏息的次数来计算练习次数，练习步骤同上。建议次数：10～15 次。

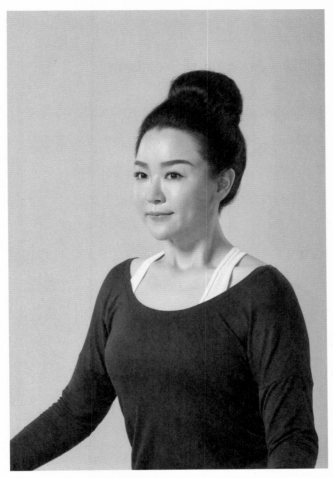

❶ 吸气，屏息 → ❷ 吸气，屏息 → ❸ 吸气，屏息→ ❹ 呼气

05 改善睡眠——
腹式呼吸法（Abdominal Breathing）

用此呼吸法呼吸是我个人偏爱的睡前小习惯。我将这个小习惯加入睡前例行事项后，便再也不需要靠外力来提升睡眠质量。腹式呼吸法能通过较深入的横膈活动，帮助身体全面地放松。

吸得深、呼得慢是练习腹式呼吸法的诀窍。

【练习方法】

1. 可选择舒服的坐姿或躺姿。

2. 用鼻子吸气时，将腹部鼓起；用鼻子呼气时，将腹部收缩。
   请注意，尽量不要造成胸口的起伏。

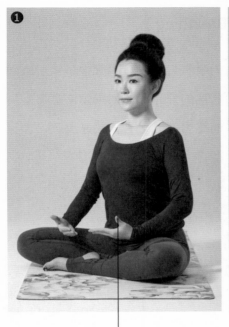

吸气时，腹部鼓起

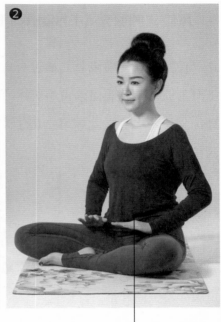

呼气时，腹部凹陷

06 改善手脚冰凉状况——

风箱式呼吸法（Bhastrika Breathing）

此呼吸法的特点就是通过有力的吸气与呼气让胸廓像风箱般来回展开与收缩。这也是改善手脚冰凉状况的好方法，如果你常觉得手脚冰凉，不妨多尝试此练习。几分钟的练习就能让身体快速发热，加速新陈代谢。

【练习方法】

1. 请将双手轻放于腹部。

2. 用鼻腔深深呼气的同时，感觉双手随腹部向内收；吸气时，感觉腹部将手向外推。

3. 进行短促有力的吸气与呼气，一个呼吸来回算一次练习，一共做 30 次。

4. 最后一次，加深呼气，将空气尽量排干净。

5. 完成 30 次短促的呼吸后，深吸一口气，屏息 10 秒钟，最后慢慢呼气。

以上为一次完整的风箱式呼吸法练习，建议练习 3 次。

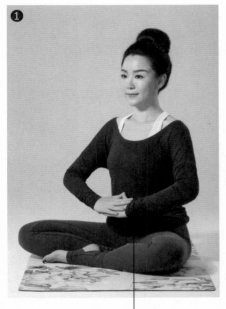

❶

呼气时，腹部向内收缩

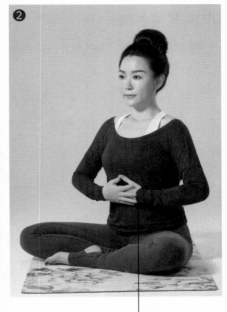

❷

吸气时，感觉腹部将手
往外推

NOTE 有些人会将风箱式呼吸法与火呼吸法相混淆。的确，这两种
呼吸法很相似，它们的主要差异在于火呼吸法着重呼气，把
吸气当成一种自然弹回的动作；而风箱式呼吸法则是吸气与
呼气皆短促有力。

07 减轻偏头痛——
蜂鸣呼吸法（Bhramari /Humming Bee Breathing）

练习此呼吸法时，需关闭耳道，闭上嘴巴，口腔里因发出声音所产生的振动可以起到按摩整个头颅的作用，从而缓解焦虑感，也能有效缓解偏头痛。

【练习方法】

1. 可以选择以下三种方式来进行：

    a. 大拇指按住耳道，其余手指盖住双眼。

    b. 食指按住耳道。

    c. 用食指按住耳屏，盖住耳道。

2. 闭上双眼，将注意力集中在眉心或头颅，两个鼻孔同时深吸气。

3. 呼气时做到平稳且深沉，闭上双唇，放松舌头，发出"hmmm"的声音。建议练习3～5次。

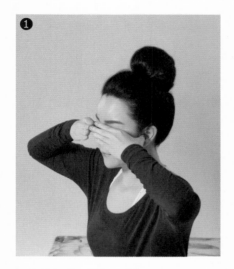

按住耳道，盖住双眼

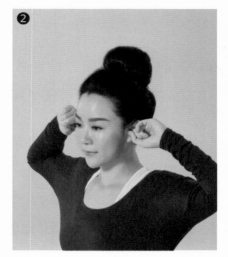

按住耳道

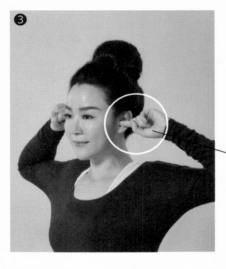

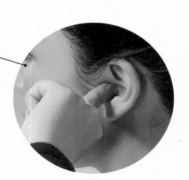

手指按住耳屏，往后压住耳道

08 稳定心情，缓解过敏性鼻炎——

左右鼻孔交替呼吸法（Alternative Nostril Breathing）

在此不妨做一个小小的自我观察，你会惊讶地发现：一天当中，我们几乎只用一侧鼻孔呼吸（另一侧通常较微弱，甚至被塞住）。

在身体健康且能正常自然呼吸的情况下，我们的鼻孔约两个小时就会进行一次交替轮流呼吸，这就是鼻孔的循环周期（nasal cycle）。左右两个鼻孔随呼吸开合且有一定的韵律。

在生理上，这钟呼吸法可以有效缓解鼻窦炎或过敏性鼻炎，同时，也能平衡左脑与右脑，使思路变得清晰。在心理上，则能让人感受到平静与安详。

【练习方法】

1. 右手食指与中指弯曲并轻触掌心。

2. 深深呼气后，右手大拇指轻轻按住右侧鼻翼，用左鼻孔吸气。

3. 右手无名指轻轻按住左侧鼻翼，两侧鼻翼皆关闭后，屏息。

4. 右手大拇指松开，用右鼻孔呼气。

5. 用右鼻孔吸气。

6. 右手大拇指按住右鼻翼，两侧鼻翼皆关闭后，屏息。

7. 右手无名指松开后，用左鼻孔呼气。

8. 循环练习。

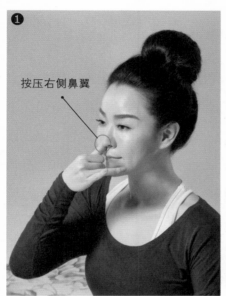

按压右侧鼻翼

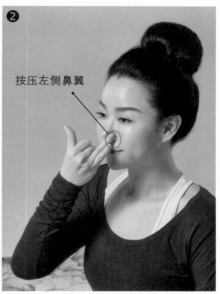

按压左侧鼻翼

如果已熟练掌握此呼吸法，不妨试着将呼气和屏息的时间延长为吸气的两倍。

09 消除燥热——
清凉呼吸法（Sitali Breathing）

还记得第一次练习此呼吸法时我是在印度，当时正值初夏。看到这个呼吸法的名称，我心想：真的会产生清凉感吗？打开空调会不会更实在点？但我当时所在的学校没有空调，半信半疑之下，我试着练习了这种呼吸法，没想到还真的很有用。从此以后，每当身体感到燥热时我都会练习几次，让体感温度降下来，这算不算自己充当自己的空调？

此呼吸法的原理是：当我们吸气时，凉空气通过舌头以及齿间的空隙被吸进体内，身体中的热气借由鼻腔呼出。真不愧是古印度人的智慧。

【练习方法】

1. 用嘴巴吸气时，咬住牙齿，嘴唇微张，露出笑容。舌头微卷，舌尖轻触下排牙齿，让气体从齿缝的空隙及舌头周围通过。

2. 屏息数秒后，用鼻腔平稳呼气。

练习次数不限，直到身体出现明显的凉意为止。

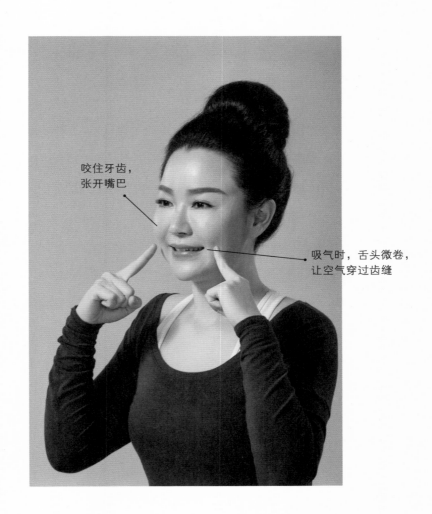

咬住牙齿，
张开嘴巴

吸气时，舌头微卷，
让空气穿过齿缝

10 增强免疫力——

火呼吸法或头颅光明净化呼吸法（Kapalabhati/Skull-shining Breathing）

此呼吸法之所以能够增强免疫力，是因为我们可以运用短促的呼气方式来活跃横膈附近的脏器，这对肝脏、脾胃等有直接的影响。常练习此呼吸法可当作对腹部脏器的保养，也有利于改善消化系统。

【练习方法】

1. 先将双手轻放于腹部。

2. 用鼻腔深深呼气的同时，感觉双手随着腹部向内收。

3. 进行 30 次短促的呼气。

4. 最后一次，加深呼气，将空气尽量排干净。

5. 深吸一口气后，屏息 10 秒，最后慢慢呼气。

以上为一组完整的练习。

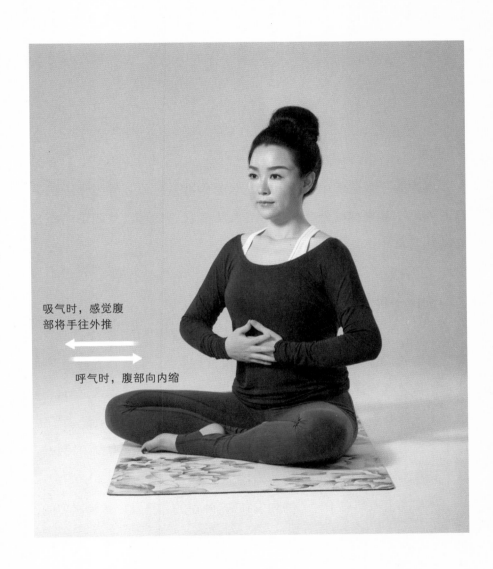

吸气时，感觉腹部将手往外推

呼气时，腹部向内缩

专注呼吸后的静心冥想

规律的呼吸法练习，可以说是冥想的准备阶段。练习呼吸法一段时间后，如果你能做到将觉知专注于呼吸，便可以从简单的静心开始练习冥想。

选择一种舒适的姿势

每次的冥想练习，请尽可能持续 10 分钟以上。首先，选择当下状态中，自己感到最舒适的坐姿。如果想以躺姿瑜伽休息术来进行，也很好（选择躺姿的练习难度会较高，因为你很可能会不小心睡着了）。你不必执着于盘坐，如果盘坐不久腿就发麻，那对你来说练习冥想就成了受罪，便失去了练习的本意。

一切的重点都在于"心静则安在"，外在的姿势及形体为次要的，只要当下的状态是舒适的且能保持一段时间就好。

做好准备，打开心中的门

当练习的姿势选好之后，可以待在一个安静的角落，闭上眼睛。这是最简单也是最难的部分。睁开双眼，我们会很容易受到周边事物的影响而无法保持专注。当你闭上眼睛以及降低身体的五感（看、听、说、触、嗅）后，内在的敏锐度就会相对增强，你会看到较深层的自己。练习时，若是能听到车来车往的噪声或是窗外的风声，也无须在意，请敞开心胸来面对各种外界状况。

在打开心中的那扇门之前，答应自己：专心，不抱怨。面对任何情绪，不强求有任何的改变。**一旦寻找，就会迷惑；不寻找，就会发现。**

入静、专注呼吸、观察情绪

入静、专注呼吸、观察情绪，此为冥想练习的三大重点。当你选择了一种舒适的姿势后，让自己平静下来。放松全身，双手自然地放在膝盖上。放松脸部的肌肉，将注意力放在呼吸上，用鼻子吸气、呼气。刚开始练习时先不用刻意调整呼吸，只需要观察自己的呼吸状态及呼吸时的声音即可。观察情绪与呼吸波动之间的关联，并让呼吸的状态逐渐趋于自然与平静。让整个身心朝着"松、静、空、定"的方向行进。

几分钟之后，你的呼吸状态就会慢慢变得稳定，你会越来越平静，大脑也越来越清醒。注意力集中以后，就可以进入下一阶段的练习。

　　首先，将专注力放在呼吸上。刚开始练习时，如果很难集中注意力，你可以像数绵羊般试着计算呼吸次数。以一个呼吸回合为 1 次，以 10 次呼吸为一个练习组合，每完成一个回合就倒数数字。例如，吸气 6 秒、呼气 6 秒为一个回合，每完成一个回合就开始倒数 10、9、8……如果在这个过程中你开始分心，数着数着就忘记数到多少了，就将前边的归零，重新开始练习。

　　当我们能够做到集中精神、放松但又保持警醒时，便可以开始纯粹地观察情绪。这时的你可能又会发现，注意力的集中总是时断时续的，在练习中，你可能时而专注，时而涣散，这不免让人有些沮丧。当你的精神又开始不集中时，建议你重新回到呼吸倒数的阶段，等精神能够再次集中时，再开始观察情绪。

　　许多人以为静心冥想以"消除"杂念为目的，实则不然，静心冥想的目的其实是**"整理"杂念**。念头是不会消失的，我们每时每刻都在呼吸，心脏每分每秒都在跳动，门外的车水马龙每天都在继续，人只要有思考的能力，就会产生各种各样的念头。脑袋就像一个房间，借由瑜伽与冥想的练习，我们可以好好地整理房间。房间里的很多东西是不需要丢弃或隐藏的，只需要有条理地将它们摆放在合适的位置上即可。

　　一开始，出现注意力分散的情况是正常的，请不要因此而灰心，你只需要借由呼吸的专注来保持练习即可。若真的分神了，请接受当下的状况，并回到原点，然后重新开始。若精神不能达到愉悦的状态，便无法保持意识的稳定，而不稳定的意识状态也难以取得理想的练习效果。

冥想练习，其实就是"收、放、张、弛"四个字。在练习初期，你要学习控制呼吸，到后来，你要学习不再刻意地控制呼吸。前面收敛、控制的功夫做得好，后面放开、随心的效果就更佳。冥想可以帮助你减轻压力、补充能量。如果能够每天抽出 5～10 分钟来冥想，你将发现自己能够更加清晰而积极地进行思考，并收获内心的平静。

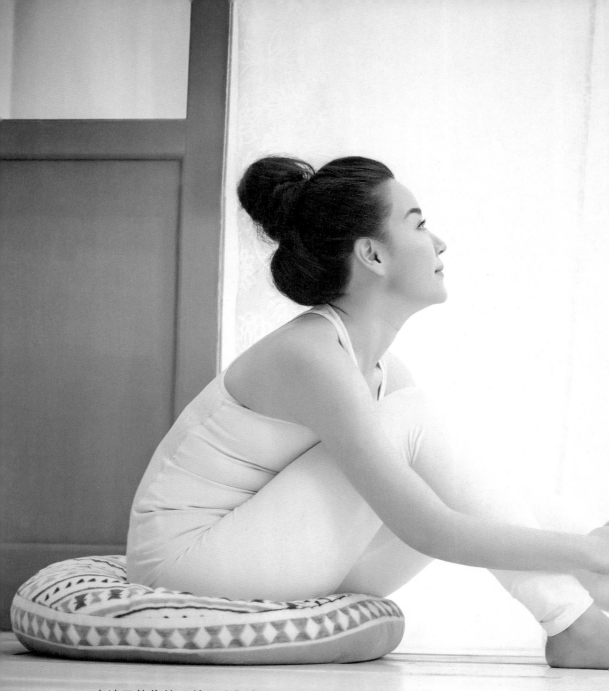

　　在谈及体位练习前，我们先来认识一下脉轮。为什么
要提及脉轮呢？因为除了瑜伽与脉轮有着密不可分的关系
外，更重要的是，我们的情绪也深受脉轮的影响。

三

从行为、情绪到身心的平衡

脉轮说的起源

最早明确标示出"脉轮"两个字的经典著作为《吠陀经》（*Vedas*）[1]。而"脉轮"（英文为 chakra，梵文为 cakram）的"轮"，原意是指马车的轮子以及"圆"的概念。此字隐喻太阳，代表巨大的轮子在天空中生生不息地转动。

《吠陀经》之后，帕坦伽利在《瑜伽经》中也指出，脉轮为意识的中心。在传统学说里，脉轮存在于灵妙体（etheric），贯穿我们的身体。而人类的灵魂停驻在两种身体中——肉身体和灵妙体。肉身体是由尘土与水所构成的，会陨落，也会死亡。但那些由细微如丝状的思想、感受、振动所构成的灵妙体，则会延续下去。

后来，印度的阿育吠陀（ayurveda，印度医学）吸收了《瑜伽经》中关于脉轮的观点，并明确地指出，脉轮存在于我们的身体中，从尾骨到头顶分布于身体中轴的不同位置上，分别代表着人体各部位的能量中枢。这种观点有些类似于中医理论中的气脉。脉轮一共有七个，由左脉、中脉和右脉蜿蜒交织的中心点串成。七个脉轮的颜色与彩虹

---

1 《吠陀经》是婆罗门教和现代的印度教最重要和最根本的经典，是一系列的赞颂诗篇，也是印度最古老的文字传承经典。吠陀的意思是知识或启示。

身体器官与各脉轮的对应

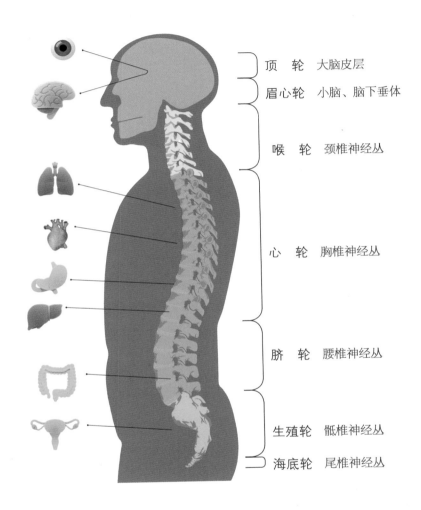

顶　轮	大脑皮层
眉心轮	小脑、脑下垂体
喉　轮	颈椎神经丛
心　轮	胸椎神经丛
脐　轮	腰椎神经丛
生殖轮	骶椎神经丛
海底轮	尾椎神经丛

的七种颜色相对应，第一脉轮海底轮为红色，第七脉轮顶轮为紫色，而顶轮为灵性智慧的最高层。

在生理层面，脉轮所处部位分别反映着人体各个器官的功能运作；而在心理层面，它们会对人的精神及情绪产生影响。

三脉与七轮：左脉、中脉和右脉

瑜伽理论认为，人体有三脉七轮，三脉指的是左脉、中脉和右脉。脉（nadi）并不是指肌肉、血管等身体组织，而是指分布于人体各处的能量脉，是能量的运输系统。对于能量脉，各家说法不一，若从医学的角度来看，脉与中医的经络类似，更接近我们较熟悉的"气"的说法。七轮则是流经三条主要干道的气流的交集点，是能量的中途站。这些交集点是各脉轮的中心点，位于中脉上，是左右脉交会的位置。

左脉：从脊柱底的左边开始蜿蜒而上，绕到左鼻孔。又称阴脉或月脉，对应灵性层次。

右脉：从脊柱底的右边开始蜿蜒而上，绕到右鼻孔。又称阳脉或日脉，对应物质层次。

中脉：位于脊髓里，沿着脊柱从海底轮直至顶轮。中脉与中医的督脉在位置上，于脊柱段基本一致。

三脉七轮位置图

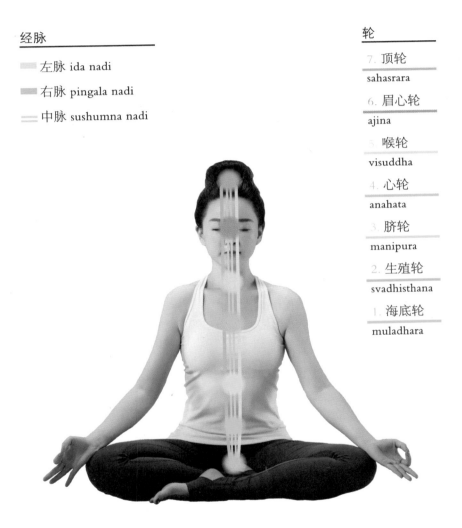

经脉

▆ 左脉 ida nadi

▆ 右脉 pingala nadi

▭ 中脉 sushumna nadi

轮

7. 顶轮
sahasrara

6. 眉心轮
ajina

5. 喉轮
visuddha

4. 心轮
anahata

3. 脐轮
manipura

2. 生殖轮
svadhisthana

1. 海底轮
muladhara

脉轮是情绪与身体之间的开关

　　七个脉轮的位置在脊柱上呈放射状对应七个神经节附近的区域，并对应相关的腺体[1]（如肾上腺、甲状腺等）。脉轮的位置除了与中医的气脉理论不谋而合以外，也与西方医学的自主神经系统相呼应。因此，大家常说的"心理影响生理，生理反映心理"，的确有其道理，也说明了心理与生理的关系非常密切。

　　例如，当我们感到恐惧、紧张时，常会反应在肠胃上（第三脉轮为脐轮，对应着胰脏等消化器官，也代表着勇气与力量），出现胃痛或肠燥等情况；当我们心中有难言之隐时，肩颈区容易出现紧绷的状况（第五脉轮为喉轮，代表着表达与沟通），也很难放松自己的情绪。

1　在医学上，腺体是指可以分泌某些物质或激素的组织。这些激素称为 hormone（荷尔蒙），它们控制着身体的各种机能。荷尔蒙分泌过多或不足时，都会产生某种病变。

脉轮与身体和情绪的对应

　　七个脉轮主要影响的是人的心理状态。以心轮作为分界点，心轮以下的三个脉轮是生存的物质基础与本能部分，心轮以上的三个脉轮则影响人们的思想与精神。下面，我们将依脉轮的顺序说明它们与身体和情绪的对应关系，以及如何通过简单的体位练习来平衡身体与心灵的状态。

　　其实，马斯洛的需要层次理论（Maslow's theory of hierarchy of need）所提及的人的五大需要层级与脉轮的说法相似。马斯洛所说的五大需要

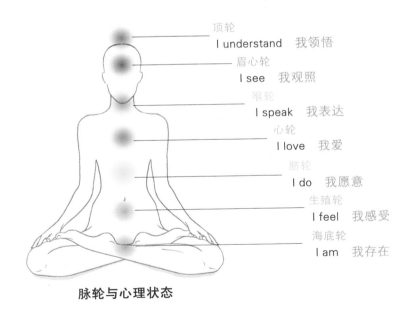

　　顶轮
　　I understand　我领悟
　　眉心轮
　　I see　我观照
　　喉轮
　　I speak　我表达
　　心轮
　　I love　我爱
　　脐轮
　　I do　我愿意
　　生殖轮
　　I feel　我感受
　　海底轮
　　I am　我存在

脉轮与心理状态

层级为生理需要、安全需要、社交需要、尊重需要以及自我实现需要。

　　虽然每个脉轮都有各自掌管的领域，但由于各个脉轮是串联在一起的，并非一对一或一加一那么简单。因此，人的心情不好或身体出现病痛时，都会造成相对应的脉轮运转不佳，进而影响到其他脉轮，出现失衡的现象。

	海底轮	生殖轮	脐轮	心轮
梵文名	muladhara	svadhisthana	manipura	anahata
意义	根部、支持、生存	甜美、欲望	意志、力量	爱、坚强
颜色	红	橙	黄	绿
对应的身体部位	会阴、脊柱底部、坐骨神经	子宫、生殖器、肾脏、膀胱	消化系统、肌肉	心肺、手臂
对应腺体	肾上腺	卵巢、睾丸	胰脏、肾上腺	胸腺
对应情绪	恐惧	欲望、罪恶感	容易生气、爱批判、以自我为中心	爱、哀伤（拥有与失去）
压力来源	金钱、家庭、父母、工作	性爱关系、配偶、人际关系、孩子	被你伤害过的人、事、物	伤害过你的人、事、物
平衡关键字	安全感的建立	追求单纯的快乐	力量与意志的提升	培养慈悲心、关爱及亲和力

	喉轮	眉心轮	顶轮
梵文名	visuddha	ajina	sahasrara
意义	净化、沟通、表达	觉知	思考
颜色	蓝	靛（青）	紫
对应的身体部位	脖子、肩膀、手	额头中央、眼睛	头顶、大脑皮层、中枢神经系统
对应腺体	甲状腺、副甲状腺	松果体	脑垂体
对应情绪	容易紧张、气馁、不诚实	质疑、猜忌、非理性思考	纯粹意志（空与无）
压力来源	自我认同	无明	神性、灵性
平衡关键字	对自己诚实	培养智慧的洞察能力	自我成长

安全感的建立

——第一脉轮：海底轮

海底轮的原意为：根部、支持及生存（基础），是七轮中处于最下方的脉轮，也是最基础的脉轮。人就像植物一样，必须先有强大的根基，才能有足够的能量来支撑全身的活动。海底轮就是人体能量系统的根基，所有的能量都由海底轮发出。

物质是母亲的象征，也是孕育及滋养我们的资源。以人为例，基本的衣食住行便是生存的根基，缺一不可。安稳的生活条件能为我们带来安全感与力量，母亲对我们的关注以及我们与母亲相处的亲密度，也关系到我们的海底轮的发展。

当生活中发生了无法预期的事件时（例如失业、破产、亲人离世或生病等），肾上腺素便会开始分泌，人就会感到饥饿，并产生恐惧、无助等情绪。

此现象代表着我们的海底轮尚未开启，所以容易感到不安；反之，若是海底轮过度活跃，则容易发生过度追求物质享受、耽于安乐，并拒绝做出改变的现象。

> 你不知道世界上会有什么事情发生在你的身上，因此活着就有恐惧。那些逝去的人对我们深感同情，并且寄予祝福。我们又何必为他们感到哀悼呢？
>
> ——帕拉宏撒·尤迦南达（Paramahansa Yoganada）

我第一次与死亡近距离接触，是上幼儿园时在公共泳池的一次经历。我淘气地从儿童游泳池偷偷游到成人游泳池，却发现脚踩不到池底。那时候我还未完全掌握游泳技巧，一踩空便完全失去了应对能力，只能无助地往下沉。但是很幸运，就在我快失去意识时，救生员及时把我拉上了岸。

几十年后，回想起当时的情景，我依然心有余悸。尽管在水中挣扎的时间只有短短几分钟，但就在那几分钟，我感受不到呼吸，只能感受到鼻子、嘴巴吸不到氧气的恐惧，以及在水里竭尽所能挥动手脚却徒劳无功的无助。

人的大脑只要缺氧4～6分钟，身体就会永远"关机"。短短几分钟，我经历了痛苦、挣扎和遗憾。甚至有零点几秒的时间，我已经接受了死亡。

上岸了，能够呼吸真好。

我第二次近距离地接触死亡与我的母亲有关。自我有记忆以来，母亲的身体一直都不是很健康，隔三岔五便要去医院，她的床头总是摆满了瓶瓶罐罐。在我 6 岁那年，她又病了，从乳腺癌第二期发展到第三期。那一年，母亲接受了积极治疗，切除了一侧乳房，也努力做了化疗。长大之后我才明白，原来化疗的过程是那么辛苦，所以当年家中厕所的排水管老是被头发堵塞以及马桶永远刷不干净，都是有原因的。

我 8 岁时，母亲走了，死于癌细胞扩散加肺部感染。从未知的世界来，到未知的世界去，无论是人还是动物，对于生死的安排，我们都做不了主。她的呼吸是在家中停止的。当时的母亲，已经不是我记忆中的样子，我甚至没有办法正视她的模样。她那仿佛陷入高度昏迷时的空洞眼神、蜡黄的眼珠和皮肤，让人心疼。她那不到三十公斤的孱弱躯体，都让人担心，会不会稍一移动，就会让她的关节脱臼。那画面，已然无法将其与之前参加学校家长会时化着淡妆、涂着唇膏，看起来优雅自在的母亲联系在一起。

我靠在母亲的胸口上，静静地听着她的呼吸声。我依稀记得，那声音听起来好急、好累，似乎她已经使出了所有的力气，想将氧气送进肺里，但肺却打不开，只好失望地将带进来的氧气排出来。每一次呼气，听起来都像是可悲的叹息。救护车来了，在父亲的催促下，我赶紧掀开被单，然后目送母亲被抬上车。

直到学习了瑜伽呼吸法后，我才理解，深层的呼气其实是一个很重要的健康指标，这代表着你很健康。我也能感受母亲当时的处境，当初她病危时的呼吸方式是极为不舒服的。

能够好好呼吸——真好。

母亲离开后，我过了几年不太平静的日子。16 岁那年的暑假，父亲也进了医院。那年他因摔断了肋骨去医院检查时意外发现了肿瘤，且已经是肝癌晚期。父亲知道后，心理状态一直不佳，甚至在治疗初期就处于半放弃的状态。一开始他的肿瘤直径约为 8 厘米，咽下最后一口气时是 13 厘米。医生曾告诉我，一般来说，肿瘤从 8 厘米长到 13 厘米，需要六七年的时间。父亲究竟是有多希望早点离开这个世界，才会让肿瘤在短时间内长到原本需要耗时多年才能长成的大小。不得不说，情绪真的跟身体状况有着很直接的关系。

在他生病的后期，我一直睡在医院病床旁的小折叠床上，每晚听着他的呼吸仪器发出的声音入眠。在他入院治疗 7 个月后的一个晚上，在仪器发出长长的响声后，护理人员走了进来……

稍晚一点，我整理了行李回家，结束了长达 7 个月的陪护时间。我终于躺在了自己舒适的床上，却无法入眠。

学校从没教过我们该用什么样的状态面对亲人的离去，因此，在这件事上，我们总是显得那么无助又惊慌失措。**昨天再美，都已经过去；明天再难，仍须向前。经历死亡，更能学会好好活着。**

只要能好好呼吸，就好。

记忆，是过去经验的残存，并非事实的真理。

——《瑜伽经》（1.11）

　　带儿童瑜伽班时，我观察到，小朋友们学习倒立的速度比成人要快。有些运动能力较强的孩子，甚至能在几天内完成这项练习。相较之下，在成人团体班分享与倒立相关的体位法课程时，我发现成人的学习速度就慢了些。

　　在教学观察中，我得出了一个结论：孩子们学得快并不是因为他们的柔韧性好，而是因为他们不怕跌倒。他们有一种"试了再说"的冲劲，而大人们向来习惯把简单的事情复杂化，做一件事情之前总是想太多：年纪不小了，筋骨不如人，真的练得起来？又不是小孩子，跌下来万一伤到脊柱该怎么办？尽管老师一再强调头倒立对身体的好处，他们也知道自己该练习了，但仍有许多借口：

　　"来例假了。"

　　"今天加班，身体状况不好。"

　　"医生说我肩颈太过紧绷，不能尝试肩颈瑜伽动作。"

　　这种状况并非只出现在普通人身上，就连学了一大堆解剖学相关知识、看了无数瑜伽动作分解详解、参加过无数次的手倒立工作坊、连证书都拿了好几张的我，也曾陷入无法踏出第一步的困境。

　　我曾在一本书中读到过关于大卫·斯文森（David Swenson，世界知名的瑜伽老师）的访谈。这位练习瑜伽超过40年的资深瑜伽大师是这样分享他的心路历程的："小时候的你是怎么学会骑自行车的呢，你到专门的学校学习过吗，你特别研究过自行车的历史吗？小时候的你是怎么学会走路的呢？你到解剖工作坊研究过走路时髂腰肌与股四头肌的运动原理吗，你上过'走路学校'吗？还是我们将原本很自然、很简单的事物变复杂了呢？"这些大师当年远赴印度求学时，不仅没有形形色色的工作坊或是网络上丰富的短片做参考，还需要克服水土不服及语言障碍。而我们现在居住在一个信息与交通都如此发达的地方，怎么反而很多事都做不到了呢？

就像阿斯坦加瑜伽之父帕塔比·乔伊斯所提到的"百分之九十九的练习，百分之一的理论"。真的，再多的理论都不如练习实践有力量。那么，加点辅助会有帮助吗？说真的，练习倒立时，若老想着靠墙，反倒增加了难度。我在课堂中是这么做的：当学生开始学习头倒立时，我会请他们来到教室空旷的位置，我会亲自辅助他们安全地翻滚下来，而不是让他们倚在墙上练习。

当年我能顺利地完成头倒立，也是从习惯跌倒开始的。每次想到这件事，我的脑中都会闪过电影《蝙蝠侠》中的一幕。有一次，主角被关进了地牢里，他竭尽所能想要逃出去。而整个地牢的设计像一口巨大的深井，出口约在十层楼高的地方。他背着安全绳爬到九楼，但就在最后那一跳的时候，他失败了。于是，接下来他一次又一次地爬到九楼，面对的却是一次又一次的失败。而最后他的成功逃脱，是在他扔掉了绳索也完全放下了心中的恐惧之后，才换来的。

恐惧的背后往往是对确定性的不断渴求，而人心对确定性的渴求，

源于我们对无常与未知的恐惧。当你知道跌下来没有你想象的那么痛之后，你的恐惧自然就会降低，也强化了你继续尝试的意愿。

垫子上的体位法练习，也能延伸到我们的人生哲学中。在印度瑜伽哲学中，有一个我很喜欢的论点，叫作转变论——今天看待事物的方式未必与昨日相同。随着情境的改变，我们与事物的关系以及我们自己在时间的间隔之中也皆已改变。也就是"存在，只发生于存在的当下"。下一秒钟，人、事、物与情绪感受，皆已改变。

小时候的我们，在游乐场、在公园，无论怎样翻滚或跌倒都不会怕。倘若真的受了伤，傻傻地坐在地上哭闹一下，擦干眼泪后，拍拍屁股还是会回到队伍中继续排队，开心地期待着再玩一次。仿佛几分钟前的疼痛与手肘上的擦伤，只是一场梦。

儿童时期，人的短期记忆仅能维持 30 秒到 1 分钟，事情过了，往往就不记得了。随着年纪渐长，人开始有了长期记忆。如果你曾经在楼梯上跌倒过，那么之后你每次上下楼都会小心翼翼地扶着栏杆；如果你曾经因为搬重物闪到腰，那么之后你每次搬东西时便会加倍小心，害怕重蹈覆辙。

身体是有记忆的，心智的运作也一样。身边的人有时会告诉我们，做高难度动作会让颈椎受伤，严重的甚至余生都要坐轮椅。媒体也会渲染，某健身会所学员因练习不当致使腰椎滑脱，不知哪天才能离开医院。曾经被很爱的人欺骗，于是我们在之后的每一段感情中都放入了猜忌，还告诉自己这只是一种自我保护。曾经有同事在你背后做小动作，于是你便将所有同事都视为敌人，还说服自己"厚黑学"才是职场的生存之道。

恐惧，本来就不可避免，因为这是自然而然产生的情绪反应。但当恐惧被一再放大时，它就可能变成强大的心魔，阻碍我们前进的步伐。失败与恐惧从来都不是什么大问题，千万别让一个个假想敌困住了自己。要知道，自己吓自己才是最可怕的。生活也不必充满猜忌与憎恨，**过往的因缘及故事都只能用来"解释"过去，而无法"解决"未来的问题**。只有自己，才能够描绘自己的未来。

心理学家亚伯拉罕·马斯洛说："一个人可以选择往后走向安全或往前走向成长。成长必须一次次地被选择，恐惧必须一次次地被克服。"下次跌倒了，就从容优雅地摆出一个好看的姿势，然后起身，再接再厉。

提升安全感的疗愈练习

sthira（稳定）属于阴性能量，是往下扎根的；sukham（自由）则属于阳性能量，是向上生长的。我们的"身体之树"向下扎根扎得越深，向大地母亲索取的阴性能量便越多，而代表阳性能量的向上生长的"枝干"也就越繁茂。

海底轮对应的是躯干底部的骨盆底肌群，往下延伸的双腿以及向上、向内收的力量。我们不妨想象一下力量的练习：在保持站姿时，脚底有一对强而有力的吸盘，稳稳地吸附在地面上，保持着向上、向内收的力量。这种力量沿着我们的小腿，经过大腿内侧，一路持续向上走到尾骨和会阴区，然后带着肚脐向内收的力量，再往上走到头顶，此时你会感觉整个人被拉长了。

现在的我们因为长期坐在计算机前，活动度降低，导致下半身力量不足。因此，此阶段的动作练习，主要目的在于加强我们双腿的力量，训练向下扎根的能力。

犹如情绪定心石的精油——岩兰草精油

在印度，岩兰草精油又被称为"宁静之油"，是对抗压力和紧张的特效药。此种精油的香味能够纾压，让人保持镇静，稳定情绪，并给予心灵最大的支持。此外，岩兰草精油也有助于提升专注力或帮助人们理清思绪，让人进入深度睡眠，并能全面滋养身体及增强免疫力。

我始终相信，很多机缘只是时候未到。到了那个对的时间，再奇妙的事情也会发生。就像这种精油一样，它的气味曾经是我最讨厌的，没想到今日，我竟然会强烈喜爱到将它放在书中与各位分享。

初学辨别精油时，要练习盲测，也就是将几十种精油各自放在没有标示的瓶子中进行嗅觉练习。当时我一闻到岩兰草精油的味道，就觉得反胃、不开心，心中还会有很多负面的想法出现，更不会联想到"宁静"这两个字。当时的我二十多岁，正年少轻狂，大聚会、小派对数不完。我的心中只想着追求新奇刺激，尚未理解宁静时光的可贵。

喜欢上这个味道，是从有了练习静坐的习惯后开始的。岩兰草精油具有温和地促进局部血液循环的作用。因此，在静坐前，我会滴上一两滴岩兰草精油，将其涂抹在骶椎尾骨附近，以减缓静坐过程中腰酸的情况。同时，它所散发出来的沉稳草香，也能使我较容易进入冥想状态。有时教了一整天的课，讲了太多话，晚上泡澡时，我也会在热水里滴几滴，让脑袋"关机"。

01 英雄式（Virabhadrasana）

这个体式可以强健膝盖和脚踝，能有效训练臀部以及腿部的肌肉力量。练习时要让双脚稳定地踩在地面上，有如战士面对敌人时，勇敢坚定地踏出步伐。因为这个体式要保持腰腹向内收，所以对于身体线条的塑造也很有帮助。

【练习方法】

1. 右脚在前，左脚在后。双脚分开的距离约为一条腿的长度。

2. 后面的脚往外旋转60～90度（视每个人踝关节的灵活度进行调整），前面的脚也稍微往外旋。双脚掌贴紧地面，脚跟向下扎的力量要大一点。

3. 呼气，前面的腿弯曲，尽可能做到右大腿与地面保持平行。

4. 吸气，双手朝前后两侧伸直，双手手臂有力地向前（前面的手臂）、向后（后面的手臂）延伸，肩膀放松，停留20～30秒，正常地呼吸。放松后换另一侧练习。

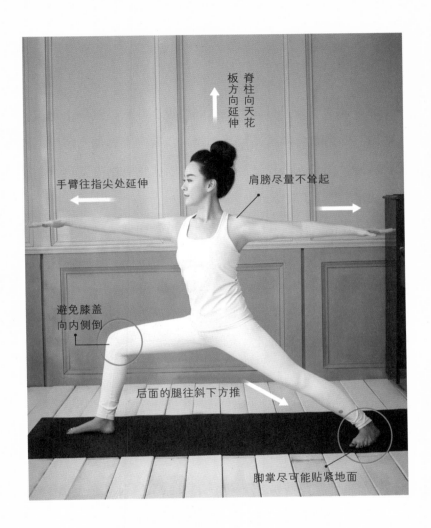

脊柱向天花板方向延伸

手臂往指尖处延伸

肩膀尽量不耸起

避免膝盖向内侧倒

后面的腿往斜下方推

脚掌尽可能贴紧地面

NOTE

· 前面的腿弯曲时，若腿部力量不够，膝盖容易向内侧倒，所以要尽可能地将膝盖保持在中立的位置上。

· 双脚脚跟的位置尽可能保持在同一条直线上。

· 后面的大腿向内转，前面的大腿向外转，保持髋关节稳定，才能保证身体的平稳。

02 树式（Vrksasana）

此站立体式的练习可如树般从大地汲取养分，并向上输送。脚掌踏实地面，双臂充分伸展，打开胸腔，找到向上延伸的感觉，能坚持多久就坚持多久。练习几分钟后，你可以感觉到指尖发热、全身变暖和，这就是阳气上升的表现。

树式是在没有任何外部支撑的条件下，用一只脚来支撑全身，这样可以有效增强我们核心肌群的耐力。核心力量是我们能够稳定活动的最根本力量，包含了深层腹肌、脊柱附近的深层小肌群、双腿及臀肌的肌耐力。这个体式借由单脚站立的不平衡阻抗，加强下肢的肌耐力以及脚底往下扎根的力量。

【练习方法】

1. 首先保持稳定的站姿，闭上眼睛，感觉双脚脚掌接触地面。留意大脚趾、小脚趾和脚跟这三个点是否能够稳定地贴放在地面上。

2. 将身体的重心转移至左腿，右脚提起，贴放在左大腿内侧。待核心肌群启动，身体稳定后，找出单腿站立收束的力量。

3. 双手掌心于胸前相互用力，感觉有股互推的力量。保持平衡，15～20次呼吸后，放下双手和右脚。换另一侧练习。

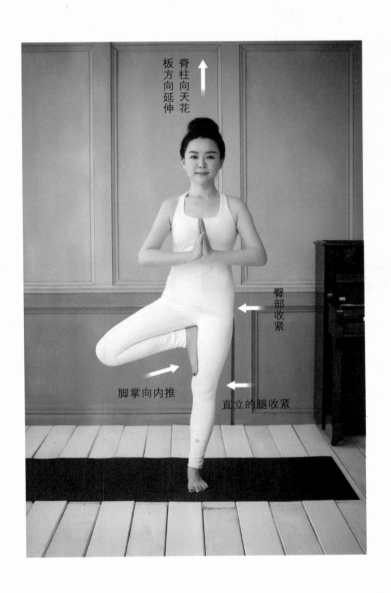

脊柱向天花板方向延伸

臀部收紧

脚掌向内推

直立的腿收紧

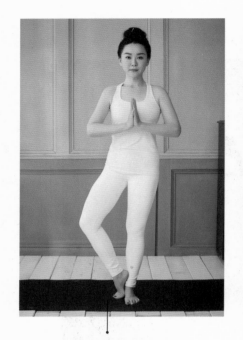

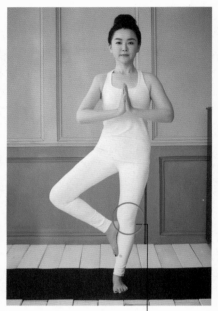

初学者可以从脚趾轻
轻点地开始

脚掌放置于膝关节下方

NOTE

· 当我们的核心力量尚未完全建立时，不妨将提起的脚掌放在
小腿肚内侧，或是轻轻地将脚掌触碰正在站立的脚，并点在
地板上。请勿将提起的脚掌放在膝盖处，以免损伤膝关节。

· 练习时，建议将视线向远处延伸，停留在远处某个不会移动
的对象上，以帮助自己保持平衡。若想要增加练习强度，不
妨试着闭上眼睛。

重拾热忱

——第二脉轮：生殖轮

生殖轮主要掌管情感、性欲及人际关系。其原意指的是"自己的居所"，我们的生命由此而来，因此它也代表着内在的感觉。

生殖轮也是我们的欢愉中心，一旦生殖轮被开启，我们便会本能地找到让我们愉悦的途径。

反之，若生殖轮尚未开启，人对情感及欲望的敏感度就会降低，就会不善于表达个人的感情，导致人际交往较为封闭。当生殖轮过度活跃或失衡时，有可能导致人的情绪化或热情过度，使人对情感的依赖较为严重。这种人会把爱人与朋友当成全世界，从而忽略了身边关爱他的其他人，以及其他重要的事、物。

呼出来的气流比你吸进去的重要太多了，再将时间拉长一些。

——阿肖克·阿南达（Ashok Ananda）

不知道大家有没有做过有关呼吸的小试验：比较一下先呼气再吸气与先吸气再呼气之间的差异。在这个试验中，每次我都会将自己的胸腔想象成一个略带弹性的易拉罐，里面装着半罐饮料。现在，我喝腻了甜味饮料，想要喝纯净水，而我只有这仅有的容器，该怎么办呢？

我有两种选择：一是我可以将纯净水直接倒进易拉罐里，将原来的饮料进行稀释，这样我就可以喝到不太甜的饮料；二是我可以倒掉那半罐饮料，把易拉罐清洗干净，再把水倒进去，这样我就可以喝到纯净的水了。

下面我们换一个角度，从解剖学的角度来看这件事。先呼气再吸气，往往会让人觉得吸气更轻松且更有效率。因为先呼气后，胸腔的负压会主动引发吸气这个动作，让我们能用更轻松的方式进行呼吸。

若胸腔里混着杂质，当我们吸气时，新鲜氧气进入身体的空间便相对有限。试想，当你的内心还装着那半罐饮料时，又怎能保证你在面对各式各样复杂的生命课题时，能够做到思绪透明澄澈呢？身体若堵塞了，换来的将是持续飙升的体重与体液流通不畅。只有当一切（包括身体内部和心灵空间）都能顺畅流通时，我们才能平稳地继续善行无辙迹。

——老子

挑战人生的下一个阶段。

遗忘，是一种心智的排毒练习。生殖轮是承接海底轮与脐轮的一个重要的中途站。脐轮代表的是力量（下一节即将讨论），而海底轮是我们的根。如果来自根部的支持和养分滞留在生殖轮无法向上传输，心事、负能量以及坏情绪等便很容易淤积在脐轮中，因为没有上升的力量持续滋养脐轮。

因此，适当地练习遗忘是必要的。

我常觉得，"头脑简单"对现代人来说是种奢求。我们太容易将思绪复杂化，内心总上演着无数的小剧情。曾经犯过的错、受过的伤、经历过的困难，久久无法忘怀，便会一直留在心底深处。**对于发生的好事，心存感恩；对于负面的记忆与情绪，当你还无法正视它们时，适当地遗忘是一种获得幸福的能力。**等你准备好的时候，再去打开过去的记忆，你会发现，这一路走来发生的一切，都是人生的美好一课。

不管是呼吸问题、感情问题还是学习问题……人生的一切，倒干净了再出发吧。

不知道你有没有过类似的体验，就在你的人生即将回归正能量循环的某一天，你突然卡住了。而这卡住的感觉，就像是一种迷失，很难用文字来形容。这么说好了，就好像你突然觉得自己没有什么可再进步的空间了，以后就只能这样麻木地日复一日。

一开始，与之前遭遇的低潮相比，我很珍惜并满足于当下的一切。比起其他自由职业者，我的课程算稳定的。相较于上班族，我又有很多个人时间可以去做自己想做的事。经过一段时间，我突然生出一种"今天起床的目的是什么"的无力感。可能是因为生活中的每件事都成了例行公事，每天醒来我都知道接下来的 24 小时会发生什么，日常中便少了点关于未知的冒险与成就感。你可能会觉得这不就是"吃饱了撑的"吗？也许这种想法看起来有点矫情，但我是真的觉得缺了点更"正念"的想法，让我可以好好专心生活。

于是，有一年的生日，我送了自己一个礼物——前往异地体验当地生活。我选择了印度，之所以选择这个国家，是因为它是瑜伽的发源地。我当时特地选择前往瑜伽八支的发源地迈索尔（Mysore）一探究竟，还报名参加了当地学校的进修课程。

在我做出决定的时候，身边的友人们意见相当多：

"你一个女生去很危险！"

"第一次一个人出远门就去印度，当地治安让人担忧。"

"你出去一个月，课怎么办？"

"到时水土不服，旁边又没有人照顾你！"

既然我是想着要逃离日常的平淡，也是因为自己太任性，所以不接受劝告应该也很合理。于是我把生活用品简单一收，拎起行囊便轻松上路了，没有抱太多的想法和期待。出了机场，我才发现，网络上关于印度的描述都是真的。路边到处是躺着的牛，街口散落着垃圾（牛还睡在上面）。路上遇到好几辆农用小卡车，近三十个乘客挤作一团，感觉那些人随时都会掉下去。大雨中，在泥泞的路上，摩托车一辆接一辆地呼啸而过，场面一度很惊险。

这一路经过了十几个小时，等我坐上接驳车时已是凌晨 1 点钟，但我仍"舍不得"闭上眼睛休息，因为眼前的一切与我生活了几十年的台北相比，简直是天差地别，每个画面都令我震撼不已。

在前往学校的路上，我已经开始想念台北那铺得平整的柏油路了。终于在天快亮时，我结束了那足以让人椎间盘突出的颠簸车程，抵达了学校的宿舍。下了车，伸个懒腰，我好奇不已地想看看我即将生活一段时间的地方。当时的宿舍住着约 15 个人，大家共享128MB 的网络，只能简单地发个信息，我心中顿感不妙：这还是趟数位排毒之旅。

走进房间，里面的陈设相当简陋，有一张床，窗台边有一张小桌子。四月的印度，没有空调，只有天花板上缓慢运转的一台吊扇。我的口鼻中充斥着浓烈的蚊香气味，还混杂着外头的土腥味。宿舍里没有分装冷热水，浴室里也仅有一个大水桶和一把勺子，无论盥洗还是如厕，都只有这一桶水。简单盥洗后，我的眼睛便因为不适应当地的水质，变得又红又肿。为了驱赶飞来飞去的小虫，我半眯着那发炎的眼睛，走到角落点起蚊香，然后慢慢地走向床头，爬上去，躺下，拉过那床或许里边的螨虫比棉絮还重的小凉被盖着。

我试着想象自己正躺在台北柔软又干净的床上，心中忍不住怀疑起这趟旅行的意义。几个小时后，室内的高温把我热醒，于是我起身走进浴室，想用水冲掉一身黏腻，竟意外发现皮肤上一片一片被跳蚤和螨虫咬过的红肿痕迹。

由于出门前朋友们再三叮咛，所以我格外留意饮食安全，生怕因水土不服而引起腹泻。进了市场，我只买水果和吐司，对街上琳琅满目的各种小吃，抱着只敢远观的心情一一略过。于是，香蕉和简单的蔬果米饭成了我的主食，渴了就喝椰子水。回到台北后，我的体重整整掉了4公斤。

第一个周末，我和朋友到市区闲逛。当时正值热闹的人流高峰时段，我看到一个年轻人在众目睽睽之下抢了一位老人的钱包，然后拔腿就跑。整个下午，我目睹了不止一起抢劫案。有的受害者很幸运，在众人合力围捕抢劫犯后可以拿回被抢走的物品；有的就运气不佳，只能自认倒霉地叹气离开。

第一次看到这惊险的一幕，我的心怦怦地跳得好快，整个人惊慌失措。毕竟我在台北住了那么多年，从来没遇到过抢劫案。但是到了最后一周，我似乎已经习惯了那些突如其来的尖叫声。我深深体会到，"如果无法改变，那就适应吧"。

进修期间，由于我在大学学的是外语相关专业，所以我硬着头皮接下学校安排的临时英文翻译工作，却也因此真实体验到了印度文化里男尊女卑的一面。

我的思维及行为向来是偏西方的开放的态度，再加上爽朗的个性，让我在印度的生活吃尽了苦头。担任翻译工作时，男老师们总是把我看成为他们"服务"的人，而非协助他们工作的一员。整理板书或笔记时，从头到尾我都被使唤过来使唤过去，其中最让我受不了的是，上课途中不准发问。每当我提出翻译上的疑问时，他们的反应不是强烈责备，就是斥责我不够用心。

第一周，我总是忍不住跑回房间偷着哭，只有把情绪发泄完之后，才能继续接下来的课程。当时，解剖学由当地的一位女老师授课，她的本职工作是在大学里从事生物研究。有一次，一位男老师在教学中出现了很明显的口误，但经过几周的被迫"洗礼"，我已谙熟生存之道，那就是照原样翻译，不要多问。事后，我私下询问那位女老师：

"请问您刚刚听到那个口误了吗？"

"是啊。"

"那为何不试着纠正他呢？"

"哦！不，不，不，我当然不可以。"

原来印度电影《三傻大闹宝莱坞》中描述的不容挑战师长权威以及父权社会全都是真的。

"要是我生在印度，人生会有何不同呢？"

"台北的生活真的不好吗？"

"我是不是把身边美好的一切都看得太理所当然了？"

那些夜晚，我躺在小房间里，看着天花板上隆隆作响的吊扇不停转动着，不禁反复思考着这样的问题。回到台北后，我内心原本空落落的感觉完全消失了，看似和之前一模一样的每一天，从此变得不一样。

总要经历一些改变，我们才能长大；总要有一些不变，我们才能回家。

平衡情感的疗愈练习

生殖轮是承接海底轮的能量中心，扮演的角色有点儿像肝和肾，能够协助转换及过滤我们的情绪。它一并接收我们的好情绪和坏情绪，当负能量堆积过多时，生殖轮也会像过劳的肝脏般囤积大量的毒素，造成失衡。

平衡自己的情绪，尊重并接受他人的本来面目，而不是试图改变、操控对方（即使是出于善意），生殖轮的能量便能因此而得到统合。

生殖轮对应的身体部位为子宫、生殖器、肾脏和膀胱。海底轮、生殖轮及脐轮分布在人体骨盆附近。让生殖轮畅通运行的最佳方法就是，练习能够活动骨盆与臀部肌肉的瑜伽动作，让血液和"气"流动至生殖轮，以产生自愈力。

帮助联结自我的精油——快乐鼠尾草精油

快乐鼠尾草精油，又名"清澈之眼"或"耶稣之眼"。中世纪时，人们会拿它来清除眼中的异物，就像是使用眼药水一样。物如其名，其香气可以让人产生一种愉悦感，还能有效减轻各种压力及缓解肌肉紧绷现象。此外，它还可以起到平衡荷尔蒙的作用，是女性保养子宫的首选精油。

我自己的使用经验是，如果一整天经历了很多烦心事，当薰衣草或是野橘类的香味已经无法再辅助提升能量时，我就会请出这个快乐小法宝。有时是拿来做香薰，有时是滴在泡澡的热水里。香味一散发出来，会有一种大口吃美味甜食的愉悦感。

快乐鼠尾草精油能平衡内心欲望与外在现实，适合因为外在环境而压抑内心无法真正做自己，以至于忘记自己本来面貌的人。此精油甜美的香气，有助于我们在迷失时找回与自我的联结，让我们更清楚心中的想法与渴望。

01 骨盆时钟（Pelvis Clock）

此种体式起源于费登奎斯疗法，它除了能作为一种体适能运动外，也是一种调整身心的技法。骨盆时钟能改善骨盆与骶髂关节、骶骨之间的空间。上班族很容易因为久坐而缺乏运动，导致这些区域紧绷。适当地活动并放松这些部位，能够帮助我们有效舒缓背部下方的疼痛，并能够调整歪斜的骨盆。

【练习方法】

1. 躺在垫子上，双脚踩地，膝盖保持弯曲。

2. 想象骨盆及下腹部区域有个大时钟。肚脐的方向代表 12 点，耻骨的方向代表 6 点，左髋的方向代表 3 点，右髋的方向代表 9 点。

3. 保持自然呼吸，将骨盆从 6 点到 12 点来回移动（骨盆微前倾与后倾），做 8～10 次。

4. 保持自然呼吸，将骨盆从 3 点到 9 点来回移动（想象左臀和右臀分别往天花板移动的画面），做 8～10 次。

5. 保持自然呼吸，将骨盆从 9 点到 12 点、3 点到 12 点来回移动（一侧腰拉长，另一侧腰缩短，来回交替），做 8～10 次后休息。

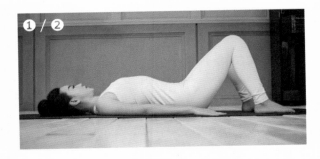

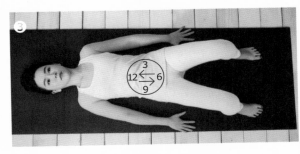

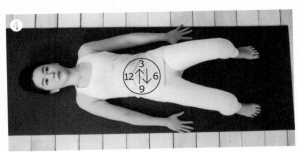

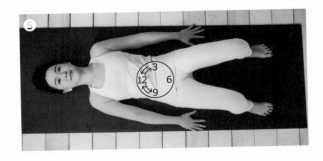

POINT

· 练习此动作时，请放松腹部，让动作从双脚启动。

· 找到令你舒服的节奏，自然呼吸，不需要刻意地跟随口令。用心感受你的第二脉轮。

02 束角式（Baddha Konasana）

　　束角式属于哈达瑜伽的体式之一。此练习有助于润滑髋关节、按摩脏器，对于缓解痛经也相当有效，十分适合女性练习——不仅能塑造美好形体，还可以调理内部器官。如果女性处于孕产期，也有助于顺产和预防静脉曲张，因而这一体式也会出现在一般的孕妇瑜伽课程中。

　　在开髋的课程中，束角式可以说是必练体式，由此可见，束角式的动作幅度与髋关节的灵活程度息息相关。束角式包括髋关节的外旋、外展和屈曲三个动作，只要有一个动作不灵活，就会限制束角式的动作练习。

【练习方法】

　　1. 坐姿，双腿弯曲，膝盖往两侧打开，双脚脚掌贴在一起，再将双脚脚后跟靠近腹股沟。

　　2. 以大拇指、食指及中指圈住大脚趾。

　　3. 吸气时，延伸脊柱，坐骨稳定下沉，与此同时，将头顶往天花板的方向延伸。

　　4. 呼气时，慢慢将躯干向前移动，加深延展，到达极限时停留一会儿，呼吸 8～10 次。

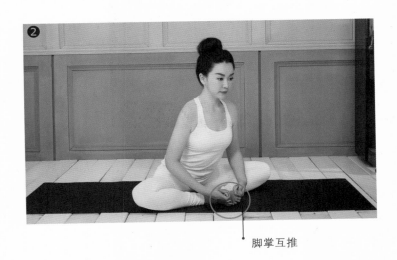

❷

脚掌互推

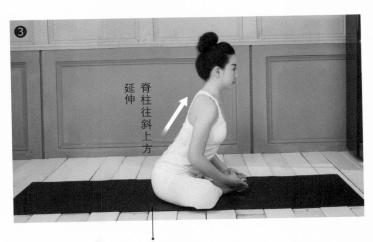

❸

脊柱往斜上方延伸

坐骨平稳地
贴放于瑜伽垫上

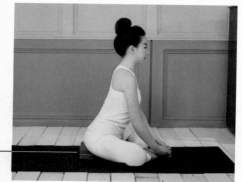

背部下方紧
绷者，可垫
高臀部

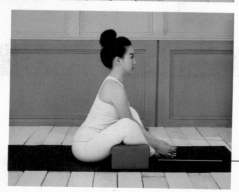

髋部紧绷者，可
在膝盖下方放置
瑜伽砖

NOTE

· 双腿后侧及髋关节紧绷的话，不妨使用瑜伽砖或毛巾将臀部
  垫高。

· 到达极限时，请不要再向前，尊重自己的身体极限，尽力而
  不贪心，随着每一次的呼吸让身体放松。

拒绝高敏感型人生

——第三脉轮：脐轮

第一到第三脉轮可说是"根基，待发，启动"的运作。第一脉轮为我们打下基础，第二脉轮给予我们运行的能力，而第三脉轮经过前面两个脉轮的整装待发，让我们聚集了意志与力量来启动身体的能量。

脐轮的原意为"装满珠宝"。我们的意志力、创造力以及想象力均来源于此。多数人都在努力适应或响应外在势力，而非依据自己的意志来开拓出自己的专属道路。我们必须找出或培养内在的力量来制造外在的行动，并停止压抑自己。

脐轮失衡的人往往靠着"付出"与"讨好"来寻求存在感。付出是因为觉得自己不值得被爱，所以用自我牺牲来换取对方的罪恶感。如此周而复始，在社交中就容易出现潜藏的"被害者人格"，进而责怪对方自私，并且会不断讲述自己如何委曲求全等。如果此脉轮过度活跃，则可能出现强烈的控制欲和侵略性行为。

万物皆有裂缝，那是光照进来的契机。

——伦纳德·科恩（Leonard Cohen）

我的父母在我未成年时便相继去世。父亲生前一直有酗酒和家暴的问题。因此，我脑中关于家庭的记忆很多都是他酒后家暴，抢走钱只为了买酒，我和姐姐莫名其妙地挨打……

因为有那样的成长环境，所以以前的我总想让身边的人满意，就像总想讨好喝醉后的父亲那般，期望着只要顺了他的意，就不会受到伤害，也渴望着他的赞赏与认同。于是，不管是对待朋友还是伴侣，我总会下意识地顺从他们，让他们觉得我好相处、不惹麻烦，看着大家开心我就开心。而另一面的我，为了保护自我，习惯了隐藏起处处不让人、不服输的好胜个性。这让我在两性关系上存在着很大的矛盾。固守着"需要被保护的人就是弱者"的想法，却又期待对方发现，原来我也是需要被保护的。

渐渐地，我开始留意自己在日常生活中遇到困难时，或者在垫子上练习时动作卡住了，额头的眉心部位是否会不由自主地皱起来。这是三条主脉（印度医学所说的左脉、右脉及中脉）延伸的交会处。眉头一皱，就会阻碍主脉的流动。这也是为什么人们总是说"眉头紧锁，心烦又伤身"。此时，我们应该认识到强迫自己做现阶段还无法完成的动作，不仅容易造成气脉阻塞不流通，还会增加内心的焦虑感。

这时不妨想想，你真的需要那么在意外界对我们的看法吗？**我们活着是为了做自己，并不需要通过旁人来证明自己。**一切的改变，都是从不刻意委曲求全开始的。不试着讨好所有人，为生活中的每个选择勇敢地做出取舍。因为有了抉择，身边的朋友们也有了去留。有些人因觉得我变得不好相处而离开；也有些人则很欣赏现在的我，开始与我交心。态度的转换，形成一张滤网，留下了真正关心我的朋友，也滤掉了无缘的过客。

很多时候，我们取得某种胜利或是完成一个漂亮的动作，更多的是为了表现自己，好让别人羡慕自己，进而获得认同感。认清了这些之后，我的体位法练习更趋于内敛。当生命的累积有了一定的深度，或许就会有想通的那一天。我们会开始对自己诚实一点，心也会柔软一点，眉头会松一些，世界也会因此而变得更辽阔。

生命的黑暗面，并没有那么可怕，应正视它，与它和平共处。好的你，坏的你，都是你。记得，爱着全部的自己，好事情就会靠近。

> 影，是阳光投射下的显现。
>
> ——《心经广释》

奥修（Osho）曾经说过："头脑本身意味着投射。除非你超越了头脑，否则，无论你经历什么，都只是一个投射。"经过这几年对瑜伽哲学以及心理学的学习，我发现瑜伽或佛学中提到的无明[1]，都可以借由对心理学"投射作用"的理解来解释。我们可以以此厘清自己的思绪，培养出与情绪和平共处的智慧。

心理学中所提到的投射作用，是一种心理防御机制，属于自欺性的心理机制。大致来说，就是我们将现有的缺点或不被接受的想法投射在其他人身上，以形成一种"大家都这样，所以我也可以这样"的观念。或是我们在潜意识中知道自己可能会受到指责，便先下手为强，先责备他人，通过先发制人来保护自己。

之前的我不太想跟别人提起自己在吃素，因为害怕自己吃素的举动会让身边的人觉得跟我一起用餐很不方便。更直接地说，我不想让朋友们觉得我很"难搞"。后来经过几次饭局，我发现自己的担心实在很多余。聚会中，根本没人会特别询问或好奇我的饮食习惯，也不

---

1 无明（avidyā）：佛教用语，是指能见到世间实相的根本力量，也是我们执取和贪嗔的根源。

会走过来检查我的盘子，看我吃了些什么。原来一切都是因为自己觉得吃素不方便，才会投射到别人身上。

弗洛伊德曾经提出过"踢猫效应"，用来解释心理防御机制。此理论描述的是：在一个团体当中，当处于较高位阶的人产生不满及负面情绪时，就会开始往下传达给位阶较低的人，以此作为一种发泄。就好像爸爸在公司被主管骂，回到家便骂孩子，孩子不开心，只能踢猫，故称"踢猫效应"。

而另一种常见的现象是反迁怒。当我们听到对方发生了一些不好的事情时，便将这件事投射到自己身上，然而我们的反应并非同情或怜悯，而是朝对方发脾气。就像是看到孩子没考好或者工作不顺心，父母非但没有表现出支持他们的意愿，反而加倍谴责，将情绪加诸孩子身上，投射出自己当年没有考个好成绩或者找个好工作的遗憾。

这些情绪在我们的生活里都是很常见的，而我们常会将其视为理所当然的，以至于忽略了检视情绪及这些情绪产生的一连串连锁反应。于是，我们不自觉地让负能量在生活中一再堆积，进而影响自身。

有一次结束与朋友的饭局后，我站在路口准备打车。当时有好多人拎着行李在排队等车，我心想，可能得排上一阵子才能打到车了。但走近一看，前方停着一辆空的出租车。我走过去，询问旁边的人，再三确定没人坐之后，我和朋友便开心地坐在车里。

上了车后，跟司机报地址时，我愣住了。这位大哥插着鼻胃管，戴着口罩，看着这一幕，我不小心流露出惊讶的表情。然而，司机大哥并没有和我进行眼神交流，只是专心地开着他的车。没过多久，他开始咳嗽，咳到肺都要爆了似的，那声音听起来令人十分不舒服。

"大哥，你还好吗？"我问了一句。

对方震怒，大声回答："怎么样，有事吗？"

"没事，我只是……"话没说完，他便发狂似的"火炮全开"，对我一通呵斥，而且音量大到让我感到害怕。

下车时，就在我将车门关上的瞬间，司机急踩油门离去了。之后我被朋友唠叨了一通："换成我早在十个路口前就摔门下车了，你为什么一定要坚持坐？"当下我仍处于惊恐状态，一时无法厘清自己的思绪，只能跟朋友连声说"抱歉"。

回到家后，我思考了很久，也一直问自己，为什么一定要坐这趟车。是因为我觉得对方病成这样了还出来工作，想必他的生活并不容易。如果他出来工作不是出于本意，而迫于一定的压力又不得不出来工作，那迁怒于他人在所难免。又或者，他希望只要他还有工作能力，别人都应该将他视为普通人，不要给予过多的同情与怜悯。是否我的举动已经投射出了同情的态度，而令对方厌恶了呢？

我们在面对自己对外在世界的负面观感时，不妨思考一下，眼前的这一切究竟反映了自己的哪一部分心理及情绪。对于不了解的事物、言论，我们所得出的结论都是内心的显现与投射。不评论他人并不容易，或许我们可以先从**"在别人的行为里，我看见了自己"**来做功课。

过你不完美的生活，好过模仿别人的人生。

——《薄伽梵歌》

　　我有一名相当要好的学生，在这里就称她为"动物女孩"吧。我与"动物女孩"的相遇也很奇妙。多年前，在一场朋友聚会上我便已经见过她。当时她穿着一身黑，深色的眼线和浓烈的红唇，配上略苍白的肌肤，带点儿哥特式的时尚感。聚会上我跟她说过几句话，但感觉并不投缘。后来，我从别人口中得知她在学生时期便积极参与动物保护活动，毕业后又开了一间纯素食餐厅。但之后我与她的联系，也仅局限于网络社交。隔了一年，我们突然有了互动。

　　"请问你还教瑜伽吗？我想上课。""动物女孩"发了信息过来。

　　"当然！但你看起来对运动不感兴趣，你确定想上课吗？"我做了婉拒的准备。

　　我承认当年对她愤世嫉俗的模样有些偏见，加上她预约的是私人课程，而我向来对私人课程的邀约，多半会有简单的"面试"。理由是课程价位较高，我希望学员们能够确定自己的需求后再来上课。我的习惯是先与新学员简单认识一下，了解他们想要在课堂中寻求什么，而对于我能力之外的事情，便会拒绝或转介给其他能够提供实际帮助的人。

　　"我想要健康一点、开心一点，就这么简单。"聊天结束后，她立即约了课程。这让我产生了好奇，算一算她也不过二十几岁，我当年对她的印象就是夜猫子加"烟酒咖"，她怎么会突然关注起健康了呢？

当"动物女孩"走进教室时，给了我完全不同于当年她给我的印象。虽然她依旧穿着一身黑，但脸上清清淡淡的，而且那股愤愤不平的火焰已经消失殆尽。原来不施粉黛的她，有着精致的五官和素雅的气质。

"你还没告诉我为什么想要上课。"

"我病了，上课是为了调养身体。"

"可为什么你的气色看起来比我当年遇到你时还棒？"

"那次聚会后不久，我被诊断出患 MS[1]，而且已经发病了。"

听到这里，我强烈地感受到了生命的无常。处于花样年华的女孩，漂亮、善良，拥有自己的事业。餐厅的业务刚刚步上正轨，就在一切都开始稳定的时候，她却病了。这就是无常，谁也没办法与老天计较公平不公平。这种罕见的疾病就像是挂在身上的炸弹，患者根本无法预测自己下一秒钟会发生什么事情。有可能睡醒了，一睁眼，再也看不见了；或是在走回家的路上，突然瘫痪。

"怎么发现的？"

"有天我醒来，打开电脑，突然觉得屏幕好模糊，没多久，眼睛就看不见了。住了几个月的院，有一天又突然能看见了。""动物女孩"说起自己的经历来十分淡定，就像是在讲述别人的人生。

1　MS：多发性硬化症，是一种中枢系统病变，因人而异，会反复地出现神经病变的症状，如暂时性失明、瘫痪、面部神经失调等。

我相信人生遭逢巨变，足以改变一个人的灵魂。

"只发过一次病吗？"

"不止。这病跟个夜贼一样，常常是我醒来后发现被"偷"走了一些东西。第二次发病，我的面部神经失调了几个月，同样找不到任何原因，最后也是忽然好了。医生给我的建议是保持心情平静，可以降低发病的频率，于是我开始运动，参加各类身心健康课程，希望能改善我的健康状况。"

"所以，你的期待是什么？"

"我想要成为瑜伽大师！"她依然不改那带点疯狂的顽皮。

"你真的很勇敢，你已经是个瑜伽大师了。"

我们努力练习瑜伽，是为了了解自己，而最终的目的，就是希望能在面对无常时，依然保有积极与坦然的勇气。每个礼拜的见面，"动物女孩"总会带给我一些小惊喜。她依然有着每周待阅读的长长书单；手机对她而言只是一个联络工具，而非用来打发时间的工具；吃素也可以不单调，她的食物清单总是时时更新。后来，她还带着餐厅的同事们一起来上课，我的课堂变得像个小型派对一样热闹。大家无所不谈，分享着自己看待事情的观点及感觉。也因为她的关系，我认识了许多艺术家和身心灵练习者，因而有了更多学习与进修的机会。

她教会了我，面对无常，我们还有选择的权利。我们可以选择无奈、焦虑，也可以选择与它和平共处，开心面对每一天。

没有一种生命的意义能够适用于所有人。

生命的意义，是自己赋予自己的。

自我控制的疗愈练习

脐轮又称太阳轮，与太阳神经丛相通，会分泌胰岛素。此处能量俱足时，人会表现得自信、自律及自制；能量不足时，容易因紧张而引起消化不良或其他胃病，生气时容易伤肝，情绪较无法控制。

身体也常表现出驼背、收腹的畏缩感，并影响到消化系统的正常运作。此外，还会造成横膈的紧绷，导致呼吸紧张。

加强脐轮能量并不困难，适时地进行一些腰部运动，可以增强力量与锻炼肌耐力。改善消化功能为本脉轮的练习重点。

充满正能量的精油——柑橘精油

虽然精油疗法源自西方,但在中国的古代文献里,对于植物香气早有类似的记载,其中描述最多的便是柑橘。战国时期,中国已大规模种植柑橘,当时的人们相信,柑橘的香气能够使家庭兴旺,增添好运。到了现代,柑橘因其清新香甜的气味也常被用于制造日常生活中的清洁剂及香氛小物。

对于东方人而言,一提到柑橘,很容易让人联想到冬天与春节,那是一段在寒冷季节里与亲人朋友相聚的美好时光。当人的心中感到不安时,情绪总是起伏不定,还有什么比家人更能带给我们安全感的?在外面受了委屈,就让这精油的香甜芬芳带领你回到快乐温暖的家吧。

柑橘精油具有感光性,使用后记得别让自己暴晒在阳光下,以免伤到皮肤。夏天时,我家水氧机使用的基本款是薰衣草+薄荷; 到了冬天,则是薰衣草+柑橘,以营造温暖的感觉。

冬天吃完橘子后,橘皮也别浪费,里面的橘油可是天然的清洁剂。当一些器皿有异味时,可以将橘皮放入水里加热,再将器皿浸泡15分钟后清洗干净,便可以有效去除异味。

01 三角式（Trikonasana）

还记得学几何时，老师曾说过，三角形是最稳固的形状。三角式中包含了多个三角形，整体看来则是一个更大的三角形。因此，稳定的三角式被视为生命轮回的象征，能够激发无限的活力和智慧。

进入这个体式之前，双脚站稳，像树扎根于地面一样，腿部自然收紧，这样做可以让双腿肌肉更有力量。三角式从髋关节开始伸展，但不要挤压到腰椎。此练习除了能建立起双腿及核心的力量，还能打开僵硬、紧张的后背肌肉，也可以借由扭转躯干"按摩"脏器，改善消化功能。

【练习方法】

1. 站姿，右脚在前，左脚在后，双脚分开约为一条腿的距离。左脚身边外旋转 90 度，几乎平行于瑜伽垫短的一边。

2. 以食指及中指圈住前脚大脚趾。左手臂向上旋转、伸展，并往天花板的方向延伸。

3. 吸气时，将脊柱向头部方向延伸，坐骨与头顶往反方向延伸。想象你的躯干是一条线，你在使紧拽着线的两端。

4. 眼睛看向天花板或左手拇指，保持身体的极限状态。进行 8～10 次呼吸后，换另一侧练习。

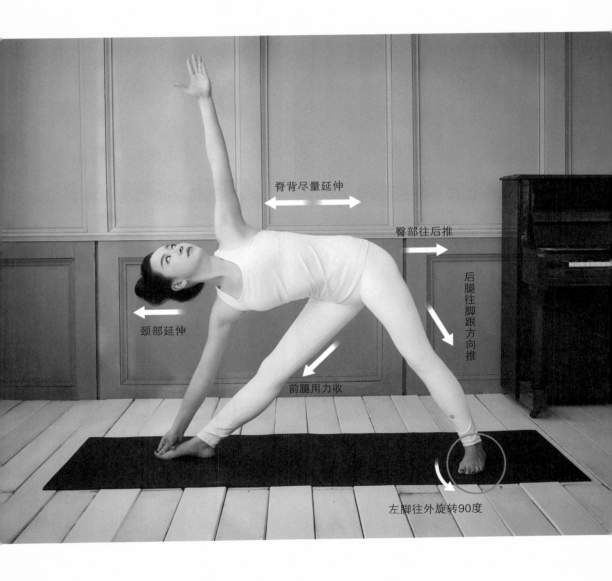

脊背尽量延伸

臀部往后推

后腿往脚跟方向推

颈部延伸

前腿用力收

左脚往外旋转90度

动作分解

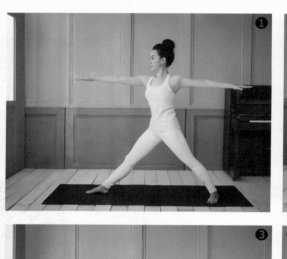
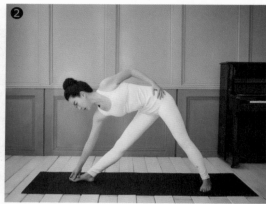
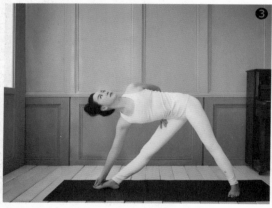
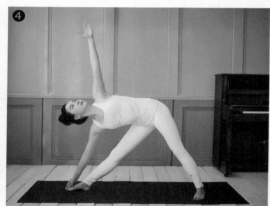

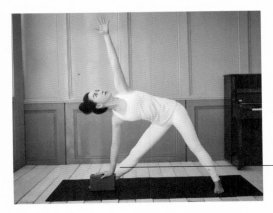

可使用瑜伽砖
辅助

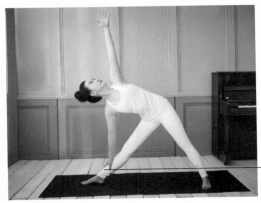

手扶小腿或
脚踝处

NOTE
· 若双腿后侧及髋关节紧绷的话，不妨将下方的手放在瑜伽砖
　上，或者将手放在小腿或脚踝处。
· 向上举手臂的同时，尽量再将同侧胸口往天花板的方向延伸。

02 下犬式（Adho Mukha Svanasana）

练习下犬式时，身体会呈现三角形：以臀部为中心点，腿向斜下方伸展，而手臂和整个背部则向地板方向伸展。它是瑜伽体式中对脊柱拉伸最有效的一项练习。

此练习能够帮助我们改善脊柱侧弯的问题，增强脊柱及骨盆区域的稳定力量。此外，它还能强化双腿及手臂的力量，并且放松背部下方及骨盆区域，对颈部和肩部的伤痛也有缓解作用。

【练习方法】

1. 从四足跪姿开始，将臀部向上抬起，双手及双脚放在瑜伽垫上。

2. 十只手指展开，双手虎口处贴靠在地面上。拉伸双臂，让腋窝与手臂之间的空间扩大，肩胛骨两侧保持稳定，并互相靠拢。

3. 将臀部稍微往前倾，并向后、向上推。将肩胛骨向内收，但要避免耸起。找到身体最接近三角形的状态，并保持该体式，进行8～10次呼吸。

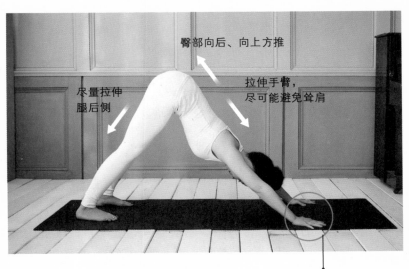

臀部向后、向上方推

尽量拉伸
腿后侧

拉伸手臂，
尽可能避免耸肩

十指展开

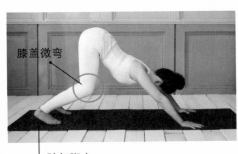

膝盖微弯

踮起脚尖

NOTE

· 若双腿后侧紧绷，可以将膝盖弯曲，让双脚脚尖微微踮起。

· 以脊柱能够延伸为主，无须以背部下方卷曲或是肩胛骨耸
起为代价来妥协。

和谐的人际关系

——第四脉轮：心轮

心轮位于胸部凹陷处，代表的是爱与同情。

当心轮是平衡的且能展开时，我们能充满爱地看待身边的人、事、物。当心轮过于活跃时，容易出现溺爱他人的表现，让接受这份爱的对象感觉喘不过气。如果关闭心轮，人常会对外界事物表现出冷漠、无关紧要的态度。

心轮的原意为"持续进行""不受打击"。此外，心轮的潜力与我们爱自己的程度成正比，爱自己让我们更愿意去接纳与付出。当我们关心的事物消失时，我们需要保护好柔软的心，并用积极的态度去面对哀伤，然后继续勇敢地去爱。

一个坠落的人，是感觉不到自己的重量的。

——《相对论》

科学有其局限性，而人的思维却是无穷的。众多的科学公式，也充满着人生智慧。爱因斯坦是我相当欣赏的智者，但比起他那聪明绝顶的脑袋，我更欣赏他那有趣的灵魂。比起科学家，我更喜欢用哲学家来称呼他。

有一次，爱因斯坦在乘坐电梯时偶然发现，当电梯下降时，我们的双脚居然变得很轻盈。理论上说，因为地心引力的关系，我们应该会感受到下沉时的重量，为什么没有呢？

"因为我们是一起沉下去的。"

当我们在照顾自己的情绪时，有多少次"我很好"是场"相对论"。负面情绪就像是正在下降的电梯，而我们就站在电梯里。在这个空间里，双脚并非真的变得轻盈，因为我们早已失去了关于重量的真实感受。我们真的很好吗？困在电梯中的我们，又该如何是好？

当出现情绪问题时，我们很自然地会让自己忙碌起来。通过运动出一身汗、参加一场又一场的聚会、把所有时间都花在工作上，甚至用烟酒来麻痹自己……我们努力将负面情绪用另一种感觉掩饰过去。

情绪问题本身，就像是在地板上堆书。如果我们将书堆至 10 本、

20本，甚至50本，这时你若想拿最下面的一本书，整面书墙便会倒塌，只留下一地散乱的书。为了眼不见心不烦，我们干脆将书全部堆在另一个房间，然后关上门，好让眼前的空间恢复整洁。这就好比我们将负面情绪掩藏起来，然后继续像没事般地生活下去。

记得刚上大学时，我特别愤世嫉俗。那时刚摆脱了联考，少了大考的压力这个用来麻痹情绪的工具，再加上不平衡的嫉妒心理，对于家境不错的同学，我总会生出主观上的偏见。于是，我总是独来独往，只有一两个可以交换上课笔记的朋友。当时，若有同学提及家里又帮他们准备了什么，他们又去了哪儿游学、吃了什么美食等，我便会对他们进行无意识的"情绪勒索"。后来我才意识到，这是件很糟糕的事。

我曾在一本瑜伽书中读到过这样的句子："痛苦不分等级。没有哪个人的痛苦或困难更不合理，或是更不值得被同情。"痛苦对于每个当事者来说，都是独特且唯一的体验，谁也无法区分程度轻重或是对其列出悲伤等级。当我们认清这个道理时，自然就能避免比较与批判的心态。

情绪就像拧紧的八音盒，当你开始正视它时，每一次转动都会像拨动弹簧片一样拨动一个伤口或回忆，引发一次又一次的情绪汹涌；但也唯有勇敢地正视它，我们才能谱写出一篇篇美丽的乐章。

人在世上，来了，做了，错了，走了。老是跟别人一样，似乎也就没那么好玩了。

如果一个地方让你无法呼吸，代表你不应该停留于此。

——戴维·斯温森（David Swenson）

有一年我去参加香港瑜伽大会，在垫子上最深刻的体会，来自戴维·斯王森（David Swenson）大师的课堂。课程内容是阿斯汤加的一级口令课。此课程强调的是动作与动作之间的衔接的流畅性及流动感。

设计课程的人当年的初衷是，希望年纪轻轻、处于好动期的孩子们（特别是男孩子们），能够通过耗费体力的动作练习来定心，然后获得完成瑜伽休息术后的平静。这次体式训练的中心目标是由呼吸带领动作，而非由动作来支配人。因此，在体能的挑战上，会比其他体式的训练要求高一些。

现场与会者有近百位，由于并非所有人都具备瑜伽基础，而且大家使用的语言也不相同，因此戴维仅以最简洁的口令带动全场，并希望大家不管完成的流畅性与强度如何，都要诚实面对自己，选择一个让自己觉得最自在的方式来"享受"这堂课。

他将动作拆解成不同的版本，其中最简单的流动（vinyasa）版本，就是盘坐在垫子上，用脊柱前后波浪式来代替挑战较大、跳来跳去的下犬式。

在开始练习前，戴维面带微笑地提醒现场的与会者："可不要小看这个替代版，其实它最难！"我心中疑惑着："只是坐在那里休息，有什么难的？"大卫在课前那一抹微笑，说明他已经预先看到了接下来会发生的事。练习到一半时，我开始由衷敬佩他的智慧。

国际瑜伽大会是相当密集的会议。主办单位广邀世界各地名师，而我们只有4个全天的时间能够向这些大师学习，因此不免希望能尽量将课表排满。我每天早出晚归，只有四五个小时的睡眠时间，再加上睡不好，使得我的腰部旧伤复发。更糟的是，例假在大会的第二天来报到，我的整体状态可谓糟糕透顶。

做完热身动作以后，就是考验体力的时候，我的内心在痛苦地对话：

"该练习全部动作吗？"

"之后还有5个小时的课。"

"我是老师，不练完很丢人！"

"前面那个人手倒立做得好漂亮！他没停，我也不能停！"

垫子上的竞争，在我的脑中像演戏似的一幕一幕地展开。整个会议厅里至少有上百位瑜伽练习者，练家子比比皆是。体力越是下降，我越是缺乏安全感地四处张望。

经过一番天人交战，我开始静下心来问自己："**做不做得到，跟我旁边的人到底有什么关系？**"下了课之后，大多数人与我的世界并没有交集，我不需要太在意别人的眼光。最重要的问题是：待在这里，我开心吗？

一段有效的练习，应是通体舒畅，不需刻意地去做什么，嘴角也会自然地微微上扬，最后再进入瑜伽休息术；而不是在整个过程中不断地看着别人，咬着牙、皱着眉头完成练习。

"如果我在意那些外人的眼光，我还能享受这个过程吗？"

"当我想要达到超出体力之外的强度时，我的呼吸还自在吗？"

"到了练习瑜伽休息术时，我是平静地躺在垫子上，还是任由脑中杂念飞窜？"

于是，我选择了坐在垫子上休息。休息了一会儿后，我以低强度的替代版完成了整堂课的练习。而在我放慢步调的过程中，我不经意间与老师的眼神接触，他再一次以那睿智而温暖的笑容回应我。我心满意足地完成了后半段课程，心中想着：这堂课太值得了。

垫子上的规律练习，让我开始慢慢进入对无明（avidyā）的观照中。当时的我虽然坐在垫子上，但想要做到"对自己诚实"却是最困难的。

每个人都有自己的日出时刻，那天来了，自然就醒了。然而，如果有一天你在这个位置上没有办法呼吸的话，你会很确定该离开了。

真正的快乐，来自分享。

——莎伦·甘农（Sharon Gannon）

　　来过我的教室的人都知道，这间小小的教室就像个资源共享区，平常阅读的书籍、上课放的 CD、人际往来赠予的小礼物，绝大部分都会被我留在教室里，学生们只要有需要便可以使用或外借。我甚至在教室发起并成立了一个小社团，方便大家出让二手物品或者为了省运费而进行团购活动。

　　第一次对资源共享有感触，来自一次整理衣柜的经历。或许是觉得自己的年纪不小了，也可能是工作的需要，大部分时间我都是穿轻便的运动服。以前的我，热衷于网购美丽的修身洋装或流行的时髦穿搭配件。那些派不上用场的衣物就这样堆满了我的衣柜及杂物箱，但因为这些衣服和饰品看上去还挺新的，所以我迟迟无法下定决心断舍离。

　　终于在一次大扫除后，我把它们送给了有需要的朋友。之后每次送人衣服，我都会在心中与它们道别："你很棒，你值得拥有更好的家，值得被放在高档的衣架上，值得好好地、美美地被主人穿着，而不是被放进资源回收桶！"

　　《瑜伽经》中提及"内心的平静来自对德行的培养。对快乐之人友好，对痛苦之人仁慈。因专注平静而欢乐，远离纷扰"。这些年来，由于我坚持练习瑜伽，我的生活过得简单而有质感。我发现我需要的东西并不多——只要自己和身边的人都健康快乐就够了。

要将分享带来的能量扩大到最大，最重要的是抱持着"单行道"的心情出发。从小到大，我总喜欢到处帮忙，也有好多次因为自作主张，做出了那种"我是为了你好，为什么你不懂得知恩图报"的事，让自己遭受打击，或换来对方的反抗。

帮别人做出自己觉得对他们好的事，那叫"自以为是"。带着期待对方回馈的心情进行分享，那是"交易"而非"交心"。

经过长年的学习及修正，逐渐地，我会在开心的时候用力大笑，让周遭的人都感受到我的快乐。我开始写下生活中的喜怒哀乐，向有缘人分享我所学习到的一切，也开始享受当个听众的乐趣，听身边的人诉说他们的故事。

打开心扉的疗愈练习

　　心轮对应着心脏神经丛，是全身脉轮系统的轴心，也是感情力量的交会处，通过心轮我们可以分享爱和加深亲密关系。

　　心轮开放的人容易开心，也喜欢交朋友，乐意与人分享。其对应的身体部位为心脏、胸腺以及横膈区域等。而健康的呼吸状态与具有弹性的横膈是保养心轮的重点。

宛如母亲怀抱般的精油——乳香精油

读过《圣经》的人对乳香应该不会感到陌生，它是东方三博士献给耶稣的圣诞礼物（黄金、乳香和没药）之一。乳香在长时间不断熬炼的过程中，必须等到杂质都去除干净了，才能散发出香味。因此，此香气在宗教上的意义是"纯粹地将自己奉献给神"，就心理层面而言，则为坚定信仰的力量。

早期我对于乳香气味的联结，并没什么明显的记忆。近几年，生活越来越简单后，我再一次打开瓶盖，才被它纯粹的香气所吸引。

秋冬季节，我会在围巾或口罩上滴几滴乳香精油再出门。其香气有种暖心的作用，像是与亲近的人相处。到就寝时间却没有睡意时，我也会将乳香精油与椰子油调开，稀释后，涂抹在耳后及胸前来安神，因为乳香具有安定心神的力量。

面对生活中的困难时，当我们心中有信仰，并确定自己想要的是什么时，恐惧及不安便会自然远离。

01 轻柔的后弯练习（Gentle Back Bend）

现代人往往容易出现姿势不良的现象，因为习惯于长时间前倾使用"3C"产品[1]，脊柱受到不正常的挤压，而失去应有的弹性。若你对后弯类动作感到恐惧，也无须担心，因为以下介绍的是安全又舒适的入门级练习。

此动作属于轻柔的后弯体式，可以放松我们紧绷的横膈，练习时最明显的变化就是胸腔的扩张，胸腔一打开，呼吸也跟着变顺畅了。此外，这个动作还能减轻肩颈的不适感，很适合用来放松一下，请好好享受。

【练习方法】

1. 将垫子移至墙边，趴在垫子上，双腿弯曲，小腿靠墙。

2. 双手向前延伸。向上拉伸胸椎，轻轻将上身带起。骨盆微后倾，拉伸背部。

3. 拉伸颈椎，让肩胛骨自然往下滑，避免耸肩。自然呼吸5～8次后，放松。

---

1 所谓"3C"产品，就是计算机（computer）、通信（communication）和消费类电子产品（consumer electronics）三者的结合。——编者注

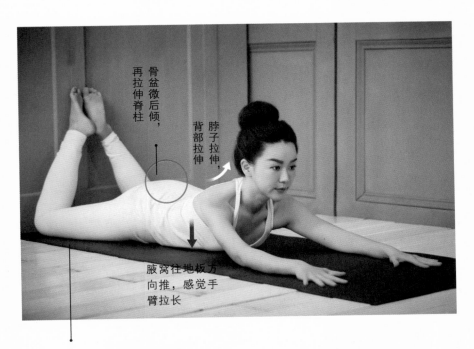

骨盆微后倾，
再拉伸脊柱

脖子拉伸，
背部拉伸

腋窝往地板方
向推，感觉手
臂拉长

如果觉得髋关节不舒服，
也可以将双腿伸直

02 靠墙辅助眼镜蛇式（Assisted Cobra Pose）

　　此体式模仿眼镜蛇的姿态，头部和躯干往上、往后弯，身体前边的肌肉得以完全伸展，还可以拉伸腹部的内脏器官，起到矫正不良姿势的作用。此动作在后弯练习中是针对背部肌耐力的训练，并能有效缓解月经疼痛，保护子宫。靠墙辅助练习则可以帮助我们将专注力放在背部，并加强安全性。

【练习方法】

　　1. 将垫子移至墙边，趴在垫子上，双腿弯曲，小腿靠墙。

　　2. 双手放在胸口两侧，轻轻用力将上身推起，骨盆微后倾，将背部拉长。

　　3. 眼睛注视天花板，拉伸颈椎，肩胛骨自然往下滑，避免耸肩。

　　4. 吸气时，腹部用力，将身体躬起。自然呼吸 5～8 次后，放松。

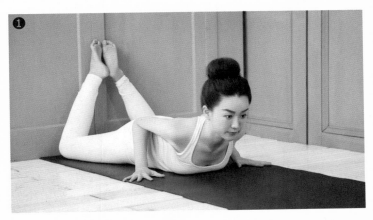

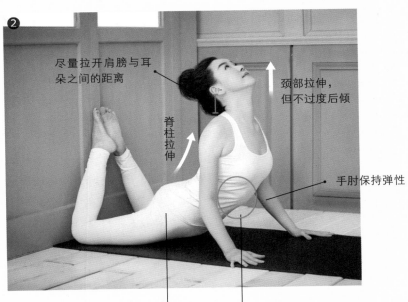

尽量拉开肩膀与耳朵之间的距离

颈部拉伸，但不过度后倾

脊柱拉伸

手肘保持弹性

骨盆微微往后倾　　腹部保持稳定

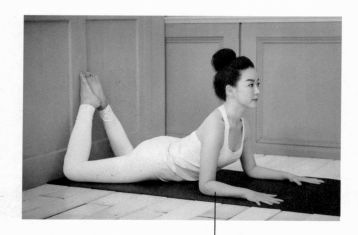

若感觉吃力，可将手臂
放在地板上练习

<table>
<tr><td>NOTE</td><td>·仔细观察身体的后弯极限，不要贪心，如果感受到背部下方
有压迫感，可以将前臂放在垫子上，降低身体的高度，以减
轻不适。
·腹部保持稳定的力量，不要为了保持骶髂关节的空间而刻意
夹紧臀部。
·颈椎部位保持拉伸状态。</td></tr>
</table>

诚实面对自我

——第五脉轮：喉轮

喉轮活跃时，我们可借由顺畅的沟通来表达个人感受，在社交活动中表现得游刃有余。喉轮闭锁时，人会倾向于不善言辞或用说谎来欺骗自己或对方，拒绝说出内心的真实想法。

开发喉轮的第一步是学习倾听。过度活跃的喉轮会让你在社交及沟通上容易因为急于表达自我意见而忽略了他人的感受。

喉轮的原意为"净化"。使喉轮达到平衡的方式就是净化自己，去除不必要的言语伤害及误会，减少对周遭事物的偏见。

> 当一个人开口提出要求的时候，他的心里根本预备好了两种答案。所以，给他任何一个其中的答案，都是意料中的。
>
> ——三毛《拒绝的艺术》

瑜伽的自我练习是个有趣的过程，让我们可以与身体进行对话。平常不太忙碌时，我会尽量在上课前抽出40～70分钟时间来练习瑜伽。我很喜欢这一段时间，因为在瑜伽休息术结束后，我能以平静、清澈的心来观照学生，带给她们更多愉悦的正能量。

前些日子，我觉得身体右边的髋关节有点不舒服，于是停了几周瑜伽练习。这期间，我有好几次都铺好了垫子，然后站在垫子上告诉自己，至少做点简单的练习，稍微动一动就当是做复健。然而，在做站立前屈的动作时，我会听到右侧髋关节因不稳定而发出声音。一听到声音，我便立刻停下来。

在那受伤的几周里，我一再重复这样的循环。铺上垫子，前屈，听到关节作响，回到站姿，无所适从。

有一天下午，我甚至在垫子上站了快10分钟，就一直在思考：这样下去也不是办法。于是我问自己，为什么受伤了还要站在垫子上？是因为觉得我身为瑜伽老师就应该天天练瑜伽，停止练习就会感到过意不去？

我的前辈在我刚开始授课时曾经对我说："除非你的腿断了，不然，请人代课就是不尊重授课单位、不尊重学生。"这句话在我入行的前几年深深植入了我的大脑中。于是我在面对工作时，感冒了就趁课间的空档到诊所打一针，继续上课；受伤了，吃颗消炎药、擦一擦药膏，继续上课。

教学一直是我喜爱的事情，但当它变成被追着跑的例行公事时，我就逐渐感受不到原本的热情了。垫子上的自我练习，应该是通体舒畅的享受，如果成了被动的需要别人催促进度的工作，那么教学或练习表现就会有所不同。

在瑜伽八支的哲学里，自我修炼的第一步就是持戒。而持戒当中，不伤害（不以思想、言语及行为有意地伤害任何生命）和诚实（在思想、言语及行为上都不违背真理）皆是找回平静生活的基本功。诚实不只是做到不说谎，而是要有面对现实的能力。

受伤的时候，我的身体很直接地做出了反应：抗拒前屈，拒绝站在垫子上。

过去，我总是强迫身体去做一些它不想做的事情，而这一次，我选择好好跟它沟通。"体位法"这个词语真正的含义是："在舒适的动作上，保持一段时间。"

现在想想，当时只要一前屈，髋部就会不舒服，其实身体只想要好好地站在垫子上，什么动作都不做。而好好地站着，就是身体受伤时可以做的最舒适的动作。

说谎，是将问题留给将来；诚实，会将问题留在过去。

做错动作是帮你把动作做对。

——《瑜伽经》（1.14）

大概小学五年级时，看着大家都会骑自行车了，运动细胞很少的我，要求父亲在自行车上安装辅助轮，我才敢骑车。后来，父亲将辅助轮拆掉，好长一段时间我都没有再去碰自行车。父亲看不下去了，推着车，把我拉到巷口。"上车！"他简洁有力地说。在训练我这件事情上他向来是坚持"斯巴达主义"的。我只能乖乖骑上去，但对于脚踩不到地这件事依然感到恐惧不已。

父亲的要求其实很简单，他只要我从巷头骑到巷尾，大概不到两百米的距离。一开始，我左摇右晃，摔了几次"无伤大雅"的跤，拍拍衣服爬起来再接着骑。渐渐地，我开始掌握了平衡的诀窍，也习惯了摔下来的痛。几个小时后，我已经可以相当稳定地控制自行车了。原来，我们给自己设置的心理障碍，远比实际的学习困难更难克服。

长大后我开始练瑜伽，受伤也是常有的事，久而久之，我便将受伤视为再平常不过的事。家里的药柜里总是摆满了各式止痛贴和药膏。一开始，我秉持着父亲的观念："不就是跌一下嘛！"对于身上大大小小的肌肉粘连或关节损伤，我都不以为意，反而将其视为光荣的勋章。当时的我，一周的课程多达 30 节。

几年前，有一天我起床时发现自己无法翻身，稍微一动就痛到眼泪流出来。到医院检查后发现，因为我的腰椎用力过度，加上学生时期遭遇过小车祸，导致椎间盘磨损严重。当时的我只有 20 多岁，医生却判断我的椎间盘已是 40 多岁的人的，还很惊讶地问我："练习瑜伽的人，脊柱应该要比一般人健康，你怎么会把自己搞成这个样子？"当下的我尴尬不已，不知该如何回答这个问题。

尽管瑜伽是相当美好且能增进健康的运动，但若过度使用身体，终究不是好事。为了疏通经络，却换来肌肉拉伤；为了按摩内脏，却换来椎间盘突出。而更大的损害反映在心智上，我感觉不舒服，想要逃避，突然就开始讨厌起我的工作来。看到满满的课表，我觉得不开心，更别说成就感了。

那几年，我成了一个脾气暴躁的人，然后开始乱花钱。看到喜欢的衣服、鞋子，直接拿到柜台结账，连标签都不看，以至于房间里堆满了许多派不上用场的东西。

做错之后，你能做的就是调整姿势、改变心态。对勇气最大的考验是承受失败，而不是失去信心。

腰伤，让我的练习更趋于正确，也让我更加注意生活中不自觉做出的惯性坏姿势。我开始进修瑜伽解剖学，希望先了解自己的身体问题，再进一步去处理他人的身体问题。事实证明，在腰伤问题得到解决后，我的人生才开始进入正循环。

有些事，你隐约知道好像是个错误，但又不那么确定。而唯一能够证明的方法，就是犯下这个错误，然后再去找出答案。

消除偏见的疗愈练习

喉轮对应的身体位置为肩颈区（脖子、肩膀）。喉轮不平衡，容易出现肩颈紧绷或疼痛等症状。喉轮对应的腺体为甲状腺和副甲状腺。

当喉轮过度活跃时，甲状腺容易亢奋，让人产生话多或总想掌控局势的状况；反之，甲状腺功能低下的人表现出来的社交态度多半偏向于被动与退缩。

鼓舞士气、让人放胆表达的精油——雪松精油

"cedar"是阿拉伯半岛的游牧民族闪米特人的语言，意指精神的力量。雪松有着淡淡的树脂气味，前调是木质的沉稳，中段带有较阳刚的气息。由于木质坚硬且寿命较长，雪松常被用作建筑材料。根据历史记载，人类很早便开始使用雪松，传说中，所罗门神殿的梁木就是雪松，它代表着高大与成长的力量。

雪松精油可以用来改善呼吸道，在雾霾日益严重的台湾地区，肺脏更需要定时保养。我个人在练习呼吸法时经常使用雪松精油，我总是会将这个过程想象成在帮助呼吸器官做精油按摩。同时，这也是一款练习冥想时能够帮助你提升专注力的精油，它能让我们能在练习的过程中，专注于自己的呼吸及觉知。

记得刚练习正念观想时，我总是担心思绪会被杂念给带走，所以便使用可以提神的薄荷精油（这也是我求学时期养成的习惯）。一段时间后，我发现思绪容易被薄荷精油过于浓重的气味带走，这气味反而盖过了我内心真实的感觉。而雪松暗含了一种沉稳的力量，像是树木正用力往下扎根，能让我们更有勇气去面对真实的自己。

01 颈部伸展（Neck Stretch）

此体式相当实用，通过简单的动作，即可放松肩部及颈部两侧的肌肉，对于久坐办公室或是长时间使用电脑的人来说，相当适合。经常练习颈部伸展能够放松肩颈，帮助你更好地工作。

【练习方法】

1. 坐在垫子上，伸展脊柱，双腿盘坐（或在椅子上找到可以挺胸直背的姿势）。

2. 左手找到右耳朵，将头往左侧移动，右肩膀刻意地向下滑动。

3. 自然呼吸，坚持约 30 秒后，放松，换另一侧练习。

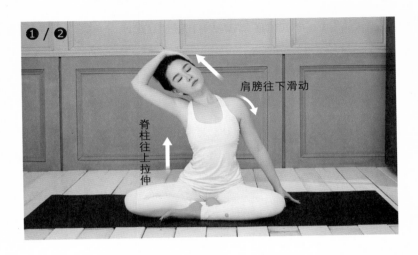

肩膀往下滑动

脊柱往上拉伸

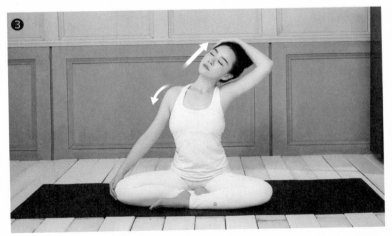

NOTE ·保持脊柱的充分伸展效果会更好。

02 桥式（Setu Bandha Sarvangasana）

　　此体式包含了臀部肌群的启动、胸椎的后弯，以及肩颈肌耐力的加强。过度紧绷的肩颈，常会造成此部位肌肉无力。

　　练习时，膝盖与脚尖需要同时朝向前方，以求力量传导的正确性。练习时心脏部位会高于头部，因此也具有倒立体式的部分练习效果。在该体式中，血液回流心肌，可以纾缓身心压力。通过适当的肩颈肌耐力训练，也能保养我们的喉轮。

【练习方法】

　　1. 躺在垫子上，双脚踩地，双手放在身体两边。

　　2. 吸气时将臀部抬离地面，胸椎延伸，两侧肩胛骨稍微靠近并且保持稳定的力量。

　　3. 双手掌心以及手臂往地板方向推，以帮助胸椎保持后弯的动作。

　　4. 颈椎充分伸展，自然呼吸，坚持 20～30 秒后放松。

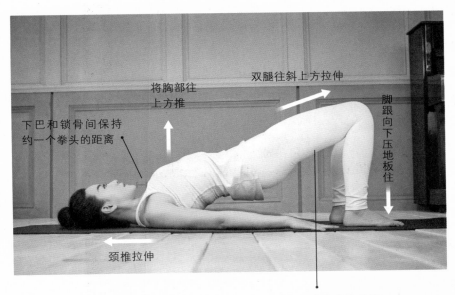

双腿往斜上方拉伸

将胸部往
上方推

脚跟向
下压地
板住

下巴和锁骨间保持
约一个拳头的距离

颈椎拉伸

收缩大腿后侧

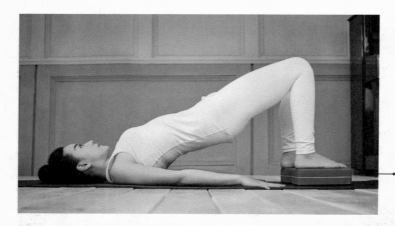

· 垫高双脚

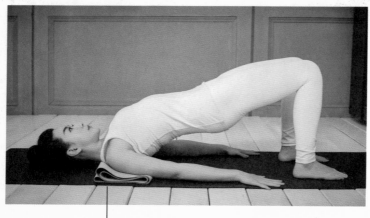

可在肩胛处垫上毛巾或毯子

· 下巴保持稳定，勿压迫锁骨。
· 练习时若觉得颈椎有压迫感，可将双脚踩在瑜伽砖上，还
  可以将毛巾放在肩胛骨下方或后背处。

向前进的勇气

——第六脉轮：眉心轮

眉心轮的原意有两种，一种为"得知"，另一种为"指挥"，都与我们的心智和洞察力相关。

当眉心轮开启时，我们通常会具有较好的直觉及判断能力。若眉心轮不够活跃，则容易依赖秩序与权威的带领，缺乏独立思考的能力。当眉心轮过度活跃时，人容易活在自己的世界里，会执着于从自己的角度解释外在的情况，而无法看清事情的真相。

"止"与"观"，是平衡眉心轮的重要课题，瑜伽练习能强化眉心轮的"看见"的能力来帮助我们清楚地了解自己想要什么。

前方，是个无止境的前方。

——艾迪欧·帕尔基瓦拉（Aadil Palkhivala）

　　一次机缘，我参加了艾迪欧这位国际疗愈大师的工作坊。当时我没有太仔细研究课表的内容，便兴奋地报了名。进教室前，我才注意到这次的主题是后弯系列，当时的我眉头紧皱了一下。根据多年参加各种工作坊的经验，若是课程涉及后弯系列，前一晚就要睡饱一点，因为这类课程通常会消耗掉不少体力，参加的人更多的时候都是靠意志力撑完全场。

　　我走进教室，坐在垫子上等着上课，"壮士一去不复返"的悲壮感顿时涌上心头："来吧！大不了明天请假！"没多久，艾迪欧便带着他弥勒佛式的招牌笑容走进教室。简单地热身之后，我们做了许多"伸懒腰"的动作，强度差不多就是上班间隙起身泡杯咖啡时伸展脊柱的强度。

　　"重质不重量，要懂得让身体后弯的目的是什么。"说完，老师的眼神从温和转向严肃。每个动作开始前，他都会详细解释这个体位法对于身体的益处，详细到甚至解释了我们应该在什么时间做这个体式，什么样的情况下要避免练习，这些后弯动作会如何从自主神经进而影响到身体器官和情绪，还加入了阿育吠陀的食疗概念。肌肉、脏器与神经之间环环相扣，吃什么东西有助于做什么动作，这中间都是有联结的。

　　当时的我感到困惑："为何对一个简单的动作要解释那么多？"直到按老师的指导完成这个序列，并将他所分享的细节运用到自己的练习中以后，我才第一次喜欢上了后弯练习。练习完的舒爽感犹如刚结束一场美好的SPA。

　　课程进行到一半时，老师打趣地问道："这跟你们进教室前想象的一样吗？"现场好多人笑而不答，因为大家都知道，后弯课程大部分（并非绝对）都被设计成用来挑战身体极限的。

　　练习完之后，我的呼吸变得更加深沉，思绪也变得更加清澈。离开垫子时，我整个人直挺挺的。而放在角落的毛巾，整堂课唯一用到它的时候，应该是在练习瑜伽休息术时拿来盖住眼睛吧！

静心，其实只是一个人静下来独处的空间。

——奥修《勇气》

　　我有个交情不错的学生，年近四十，单身。他在一家公司担任业务主管，有着令人羡慕的收入及自由时间。他最常给我的请假理由是去旅行。

　　一个周末，我到他家拜访，正如预期的，他的家整理得相当干净。马克杯按照颜色一一整齐排放，塑料袋也一个个折成三角形收进厨房的收纳柜。在衣帽间里，所有的配件及服饰都依颜色和款式分别挂好，就连家中的摆饰与家电也大都出自某设计师之手。

　　"你买那么多件衬衫干吗呢？平常不是只穿 T 恤出门吗？"

　　"那些是我见客户和开会时穿的。就像我每次进教室看到你，你的瑜伽裤也都不同啊！一样的道理，只有展现出高度的专业性，对方才会有被尊重的感觉。"

　　我的这个学生除了喜爱旅行，也常会在周末或节日举办大小饭局，广邀各界朋友共进晚餐。参加了几次聚会之后，我观察到，他除了是个称职的主人外，更是个优秀的公关人员，相当会察言观色。每每有新朋友加入，他脑袋里的"数据库"就会飞速运转，从门口把对方带到有共同交集的朋友圈里，帮忙暖场，让他们能顺利地展开对话。等到大家有了良好的互动后，他再放心地回到厨房收拾杯盘、补充零食和酒水。

"都那么晚了，明早起床再收拾吧。"

"没收完我睡不着。"

每次我留得较晚与他道别时，他总是站在门口，手上拿着整理中的垃圾袋送客。这再次证明了，成功人士除了交际能力好以外，自制力更是超乎凡人。除了以上这些让我欣赏的优点，他同时也是个脾气相当好的人。而深入探究他的个人特质后，我发现这源自他是一个喜欢甚至可以说是很会享受与自己独处的人。

按照他的说法，因为周末聚会多，所以每周一是他的"精神排毒日"。如果工作太忙或出差较多，他还是会想办法另找一天，安静地在家收拾东西，或是自己看场电影，尽量不与外人产生交集。

以前的我很怕寂寞，总是把行程安排得满满的，只因为我觉得在某些时间我应该出门而不是待在家里。没有聚会的日子，我会怀疑自己是否不受欢迎了。如果非得一个人在家，我也总是开着电视或放着音乐。

和自己独处，是一个需要不断学习的过程。于是，我从减少那些不是真心想要参加的聚会开始做起。想看的电影，就算找不到人陪，我依然会一个人买票进场。面对异性的追求，我也会告诉自己，不要因为寂寞就胡乱答应别人。

时至今日，我已能做到好好享受没有背景音乐的瑜伽练习，将心专注在动作与呼吸上；也愿意回到家中，静静地一个人洗碗；然后倒杯红酒放在床头，翻阅一本想看的书。

对于一个在意心灵自由的人，独处无疑是一种神圣的需要。很多

时候，我们可能会混淆孤独与寂寞，以为独处就是孤独，或者喜欢独处的人一定性格古怪，没有朋友。**事实上，能够独处而不感失落，更是一种成熟的表现。**

生活不会永远按照我们想要的方式进行下去，必定有段时间是孤独、迷茫而又沉默、忧郁的。内观和探索自己不一定要发生在庙宇中或是瑜伽垫上，生活中理应到处是觉知。

人生的悲剧，并不是死亡，而是在世的时候，心已经死去。

——诺曼·卡曾斯（Norman Cousins）

一切的联结，是从一个咨询信息开始的。一个女孩通过个人网页传来了简短的信息："老师，请问一下，癌症病人适合上私人课程吗？"当时我下意识地感觉到她可能是患乳腺癌或淋巴腺癌的病人，化疗后需要做康复练习。在我实际的教学经验中，确实有许多女性因为术后伤口的粘连影响到身体的活动，需要通过伸展练习来进行康复。

"方便让我知道您的病情和治疗进度吗？"我以平常心来回复她的信息，也没多想什么。隔了几天，我收到她的回复："肺腺癌第三期，没有接受任何积极治疗。"当时的我，内心瞬间被小小震撼了一下。

"那么，我们先约下周二早上见面，一起讨论上课内容如何？"

"没问题！谢谢老师，很期待上课！"她似乎很开心。

在见面之前，我查看了一下她的个人网页。"咦！她上周在日本！"在初春的日本，她穿着厚重的保暖衣物，笑容好灿烂，是个漂亮的女孩。"不是第三期吗？"我心中疑惑着。可能是经历过父母的生病过程，我总觉得绝症病人会对生命失去热情以及失去享受的乐趣。

我终于见到了"星期二女孩"，第一印象是她的状况比我想象的更糟，但笑容的灿烂度却丝毫不减。护理系毕业的她，刚过完36岁生日。34 岁那年，突然有一天她咳嗽不止，原本她以为是流感，不以为意。有天晚上，她居然咳断了几根肋骨，她这才警觉事态的严重性。检查结果显示，她已是肺腺癌第三期，这也中断了她前往缅甸山区当志愿者的计划。

"你是护理人员，应该有定期做体检的意识吧？"我问道。

"我每隔半年都会检查一次，但肺腺是个容易有死角的地方，在 X 光片上常会看不到。"

"那么，你的生活作息呢？"我更加疑惑了。

"我不抽烟、不喝酒。之前都选择在山区当志愿者，住在好山好水的环境里，一向早早就寝。"女孩的笑容依旧，言语中似乎已经臣服于现状。

她本身也懂医学，无不良嗜好，早睡早起，住在山区享受大自然的芬芳，这根本就是足以活到寿终正寝的优良生活方式。确诊时，医生预估她的生命大概只剩下 6 个月，但我认识她时她已迈向第三年。我想，她心中一定还有很重要的事情想完成。

她除了周三固定复诊之外，周一学西班牙语，周四学钢琴，周五是固定的电影日，周六与朋友喝下午茶，周日上教堂聚会，因此，瑜伽课安排在周二。

我们进行了十几周的课程，这段时间眼看着她的病情日渐恶化，我总是想尽办法将时间多留给她，珍惜与她相处的时光。最后一次约课的信息，显示她已读，但没有回复。几周后，女孩的家人用她的手机传来她去世的消息。可能我已经有了心理准备，收到信息时，我的心情还算平静。**只有当死亡来临时，我们才意识到，消逝的不是时**

间，而是自己。此时，再执着、再挣扎都没有用了。

有多少人在 30 岁时便心死了，但直到 80 岁才被埋葬。我从女孩身上学到了什么是活在当下。

愿我们都能拥有像她那样的正能量，直到生命的尽头。

我由衷感谢"星期二女孩"的出现。

平稳心绪的疗愈练习

当我们进入上层脉轮时，练习的重点已经不再是体能方面，而是如何让心境逐渐平缓下来，并为进入顶轮的练习做准备。

在眉心轮的练习当中，我们注重的是眼球的训练。通过适当的眼球动作练习，改善因工作或长期使用科技产品所造成的视觉疲劳，并降低眼压。

与其他可以通过体位法练习来保持脉轮的平衡不同，眉心轮无相对应的瑜伽体位法来进行锻炼。

所以，我们可以通过适时地放松眉间的肌肉及眼神凝视练习等来保养眉心轮。

厘清思绪的精油——杜松精油

提到杜松，无论是在心理上还是生理上，它给我的主要的印象就是"清洁"。杜松拥有清新洁净的木质香调，但它最广为人知的是解毒及防腐效果。因为杜松中所含的松香酸（abietic acid）成分可以抑制细菌生长，因此在接触性传染病，如霍乱、伤寒等的治疗中，杜松扮演着十分重要的角色。在中国西藏，杜松被用以防瘟疫，而希腊、罗马与阿拉伯国家的医者也都十分看重它的抗菌功效。

有很长一段时间，法国医院会焚烧杜松和迷迭香的枝条来净化空气。我推荐大家在水氧机中加入杜松精油，以清洁室内的空气及消除异味。同时，杜松也是解决皮肤问题的天然利器。每到换季时，皮肤开始出现干癣或湿疹，洗完澡后涂抹乳液时，我总会在乳液中加一滴杜松精油来给受伤的部位杀菌。

为什么我会在眉心轮这个章节推荐这种精油呢？因为鼻子是人体最基本的感官之一，它对思绪、情感、记忆和行为具有惊人的影响力。当我们陷入无明的困境时，很多时候都是因为眼前有太多的事件与生命经验如蛛网般交错，遮蔽了前进的方向。而好好"清洁"自己，可以使思绪更为澄净。

01 眼球练习（Eye Exercise）

眼球的肌肉与我们的核心肌群一样重要。毕竟，我们从早晨睁开眼睛直到夜晚睡着为止，都在不断地使用它，闭眼休息的时间很短。适当地做眼球运动，可以降低眼压，放松面部的肌肉。

【练习方法】

1. 舒服地坐着，放松头部和肩颈。

2. 将眼球轻柔地上下活动各 10 次，视线回到前方。

3. 将眼球轻柔地左右活动各 10 次，视线回到前方。

4. 将眼球轻柔地按顺时针方向活动 10 次，视线回到前方。反方向亦然。

5. 最后，搓热双手手掌，盖住眼睛。

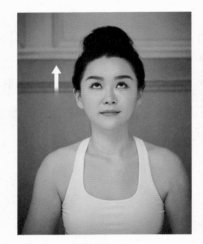

视线往上

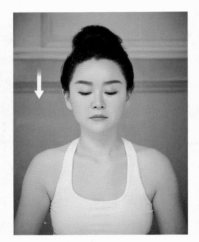

视线往下

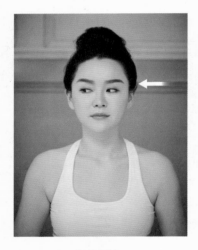

视线往右

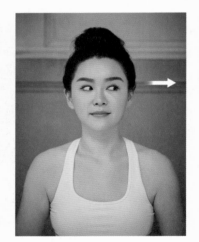

视线往左

02 烛光凝视练习（Eye Gaze with Candle）

烛光凝视练习属于瑜伽传统的冥想练习，又称为凝视一点法。其目的是通过凝视来加速眼部的血液循环，再通过流出的眼泪排出眼中的杂质。

练习后，可明显缓解眼部疲劳，让人进入冥想状态，并提升专注力。

【练习方法】

1. 舒服地坐着，在距离眼睛约一米远的地方摆放一支点燃的蜡烛，使其与你的视线保持平行。

2. 将视线集中于火焰上，凝视过程中，尽量减少眨眼的频率。凝视的时间可自行调整，理想的是 5～10 分钟。

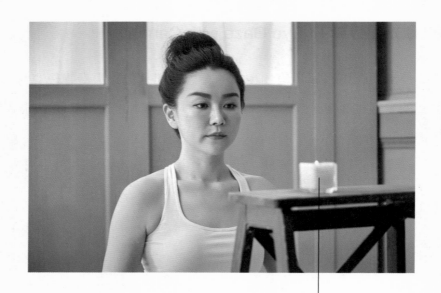

将视线集中在火焰上，
尽可能减少眨眼的频率

做自己的主人

——第七脉轮：顶轮

    顶轮代表着掌管智慧的最高法则。顶轮活跃时，我们能客观地看待事物，不会作出带有主观性的负面评论。当顶轮不活跃时，我们的思考容易受限，不利于察觉精神世界的存在。但顶轮过于活跃，我们可能又会因过度热衷于精神世界，而忽略物质需求和身体的需要。

    这一节我们将练习如何把注意力导向更深层的精神世界，"转念"与"专注"是此阶段的练习重点。

对自己负责，做自己的主人。

——谢锦

　　如果你曾在台湾辅仁大学上过谢锦老师的课，那么对"对自己负责，做自己的主人"这句话，应该不会感到陌生。谢老师的习惯是只要早上 8 点上课铃声一响，下一分钟便锁上门，对于迟到的学生不接受任何解释，全部记旷课一次。谢老师的课整个学期没有任何考试，只要交报告即可。但只要你旷课超过 3 次，就直接挂科，没有任何回旋余地。

　　即便毕业已有十多年，我对第一堂课仍然印象深刻。上课前，老师要求全班同学闭上眼睛，然后他自己也闭上眼睛，接着，他语气平静地询问："准备好进教室了吗？""你知道你是有选择的吗？""准备好要做自己的主人了吗？""不一定得来上我的课，去上外系的老师的课也可以。""如果你是选错了课，或是新生刚考进来还没有搞清楚状况。在大家闭上眼的这 3 分钟内，你可以整理桌面，安静地离开。"

　　当时，教室内的同学们全都和我一样闭着眼睛。我坐在那里，开始听到一阵窸窸窣窣的移动声，接着是门来回开关的声响，我的内心有点不安起来，于是偷偷地半睁开眼睛，想了解一下当时的状况。发现大部分同学都还坐在原位置上，我稍微有点放心，继续保持不动，但还是有点不安。

因为我就是那个搞不清状况的新生。刚进入大学，我以为课表排好就是排好了，只要乖乖按课表上课就可以了。而谢老师是系里的老师，所以我便直接选了他的课。当时的我，嫌办理转课的手续麻烦，便留了下来，继续上谢锦老师的课。我每周都暗自咒骂，他的教材比我主修的教科书还厚。一天早上，我的摩托车半路抛锚，当我死命冲到教室门口时已是早上 8 点 15 分。等到下课时间，老师打开门，我诚恳地跟老师解释今早的意外。他只对我冷冷地说："你要对自己负责。"便再次关上了门。

当时的我简直恨透了他，我的内心咆哮着："一点余地都不留吗？""你知道我的生活有多不容易吗？下了课还要打工……""这意外又不是我想发生的！""万一挂科了，补课的话跟下学期的必修课冲突了怎么办？"那晚离开学校后，我连续赶了几个工作场所。等我筋疲力尽地骑着车经过河滨公园时，我停了下来，抬头看着月亮，无力地自言自语道："如果你够尽责的话，怎么会让坏事都落在我身上？让我年幼就失去父母，在外总得低声下气；让我打工被霸凌，男友劈腿，甚至连唯一的校园庇护都不给我？"无语问苍天，大概就是我当时的心情写照。

过了许多年，我才渐渐理解谢锦老师想要传达给我们的信息：没有人该对谁负责，只有自己该对自己负责，所以请停止向别人进行情感勒索。他曾经给过我选择的机会，是我自己决定留在教室的。游戏规则早就说明白了，他只是遵守着他的规则。

这只是当年校园里的一段插曲，长大后，我才了解这其实也反映了我们人生中的各种选择。人生，就是一次又一次的选择，这次你做出了选择，下次你还会面临更多的选择。也许我们对自己的选择会很满意，因为时间证明它是对的；也许我们会对自己的选择懊恼不已，因为结果不如我们的预期。但无论如何，对于最终的结果我们都只能面对与接受，因为这是自己的选择。

　　"人的一生中，除了原生家庭及血亲之外，处处都有选择权。"想通之后，或许我们的人生会更积极、更踏实。

心态健全的人，不会试图改变对方，而是改变自己。

——艾尔弗雷德·阿德勒（Alfred Adler）

　　燕麦和薏米，对我而言是不愿回想起的童年阴影。小时候因家境不好，母亲总会买回一大堆比大米的价格便宜四分之一的谷物。每天早上，抓一把放在碗中，倒点开水、撒一点盐，就是早餐。经济状况最糟的时候，一日三餐都吃这个。

　　现在，为了男友的健康，我不得不重新面对这童年的阴影。因为他是 1 型糖尿病患者，先天无法制造胰岛素，不能正常代谢糖类，因此需要在三餐后及入睡前打胰岛素，才能维持身体的正常运转。而保持第一餐后血糖的稳定，对糖尿病患者而言相当重要，否则他们一整天血糖都会处于忽高忽低的状态，不时带给他们恶心及晕眩感。

　　而燕麦一向被认为是稳定血糖的首选，但我刚开始看到餐桌上那一碗燕麦时，脑中除了浮现出儿时的记忆之外，也认为他实在太没创意。虽然他每次都是烧开水冲一下燕麦，然后很优雅地吃完它，却丝毫不能引起我的兴趣。

　　男友有时看着我的丰盛的西式早餐，也忍不住请我帮他做份同样的早餐。一开始我也心疼他，总觉得他的生活已经比一般人辛苦了，我应该多少顺他的意，但换来的却是他的高血糖指数以及打更多的胰岛素。然后几小时内血糖又会突然降下来，得进食高糖分的食物补充身体的血糖，于是一整天他就在这种恶性循环中纠缠。有一次他因血糖低到几近昏厥过去，从此我下定决心，要从一碗小小的燕麦粥开始，好好改变一下我们的生活方式。

要这么做，有一方势必得先做出让步。认识他之前，我教授团体班课程的工作量有点超出体力负荷，三餐皆偷懒依靠外卖。为了控制血糖及 GI 值 [1]，我决定亲自下厨。后来我发现，做饭对我而言，也是很好的动态冥想。专心切菜，认真洗碗，用心了解食材的营养成分，并挑选新鲜的食材，我每天都能找到不一样的乐趣。也因为配合男友一同进行稳定血糖的饮食，我意外获得了更稳定的情绪，不再因体内的血糖突然下降而狂吃零食，也不会因为血糖突然飙升而昏昏欲睡，平常练习瑜伽及工作时的专注度更是提升了不少。

或许对某些人来说，因为别人而改变自己，是件委屈的事。改变不一定辛苦，转个念，反而是迈向良性生活的美好开始。

1　GI 是 Glycemic Index 的缩写，也就是"升糖指数"。简单来说，越容易使血糖快速上升的食物，其 GI 值就越高；反之，其 GI 值就越低。当我们吃进 GI 值低的食物时，就会减缓血糖上升的速度，也能减少脂肪的形成和堆积。——编者注

当你承受变化时，变化是一种威胁。当你能够掌控变化时，变化就是一种机遇。

——《改变的勇气》

　　我有个朋友，毕业自高学府的高科技相关专业，由于成绩优异，他上学期间便得到各大企业的就业邀约，但他最后放弃了别人羡慕的高薪工作机会，选择继续攻读博士学位。由于上学期间换过专业，所以他较一般人更晚完成学业，算一算，读完博士他可能都35岁了。如果他当时研究生毕业选择就业的话，那么到35岁的时候，他应该已经拥有稳定的经济收入了，也可能早就成家立业了，说不定都是两个孩子的父亲了。

　　而选择继续深造，毕业后可选择的工作其实并不多，要么在科研单位任职，要么在大专院校担任教师，薪资待遇也不比去公司上班高。

　　"在企业工作，我就是一个技术员。我相信自己的能力可以比这更强，我会成为科学家。"他已过了而立之年，见面时我见他仍穿着旧球鞋，背着双肩包。不像其他在科技公司担任主管的朋友都是西装革履、名车代步，他们之间的差距还真的挺大的。在同班同学眼里，他或许是个放弃优越生活的"怪人"，但他情愿留在研究室里，只为了能让世界有所改变。

　　那次见面后，他启程前往美国继续攻读博士学位，得知他的近况，是在一则新闻中看到了他的名字——"……提升 LED 发光效能一百倍，台大团队荣登 *Science*"。

生活之所以那么累，一半来自生存，一半来自攀比。每个人对于快乐的定义不尽相同，在我眼里，他应该是我认识的朋友当中最知足，也是最快乐的一个。

改变本身并不可怕，可怕的是，你什么都不想做，却期待着会有不一样的事情发生。

转念的疗愈练习

顶轮位于头顶，掌管我们的大脑皮层以及整个神经系统。

在此部分的练习中，我们的重点在于头部的保养。简单的头倒立动作练习，可以促进大脑氧气循环，消除大脑疲劳，促进脑供血，并按摩内脏。

就心理层面而言，适当的倒立练习，可以增进专注力及缓解焦虑，改善失眠及延缓记忆力衰退，达到让身心整体平衡的效果。

循序渐进，察觉每一刻，活在当下，为此脉轮练习的重点。

从根到顶稳扎稳打，我们会慢慢帮心灵找到回家的路。

稳定情绪的精油——薰衣草精油

薰衣草精油，又被称为"精油之母"，名称由拉丁字根lavandula演变而来，本义是"清洗"。愉悦、香甜的草本花香柔、舒缓，属于慰藉心灵的香氛基调，它是罗马人沐浴时最常用到的香料。除了沐浴外，薰衣草在传到世界各地后，被广泛地应用于衣物、寝具等以增添香味。薰衣草也因此赢得了"香水植物"的美名。

1910年，法国化学家加特福赛（René-Maurice Gattefossé）在一次实验中因爆炸意外受到严重灼伤，他将薰衣草精油敷在伤口上，竟然获得了惊人的治疗效果，同时也证实了薰衣草具有强大的消炎与疗愈功效。在欧美，薰衣草精油是家庭常备精油，多用于伤口止血等，它也是少数能直接涂抹在皮肤上的精油之一。

薰衣草精油对我而言是生活中不可或缺的，其柔和的香气，总是让人有回家的感觉。在教室中，它已成为香氛的固定基调。夏天时，我会混搭具有清凉感的薄荷一起加入水氧机中。我喜欢空间中弥漫着薰衣草的味道，若家里养宠物的话，你将会发现这味道能让顽皮的动物安静下来。

简易半头倒立式（Sirsasana）

头倒立式可以增加脑部氧气的供应，减缓精神压力、消除疲劳，以及增强体能，对于增强人体的平衡感、协调性以及减轻腰酸背痛，也有很大的帮助，因此头倒立体式又被称为"体式之王"。

简易半头倒立式主要是利用地心引力的作用，让滞留在心脏的静脉血液回流，以促进血液循环。在练习过程中，依靠颈部、腰部、手臂以及核心肌群来控制平衡。

【练习方法】

1. 以四足跪立姿势开始，将前臂放在垫子上，双手互抱手肘，以此测量出两只手臂之间的最佳距离。

2. 测量好手臂的空间后，双手交扣，让前臂与手掌呈三角形，保持稳定以后，拉伸脊柱。

3. 头顶放在双手手掌之间，保持稳定。

4. 双脚向前走，直至骨盆与头顶垂直。感觉两条大腿内侧有收紧的力量，脚趾展开，自然呼吸 8～10 次后放松。

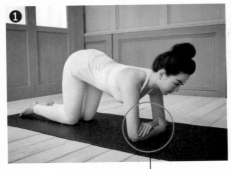

以前臂测量出理想宽度

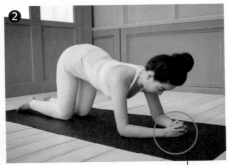

双手相扣，以稳定肩胛骨

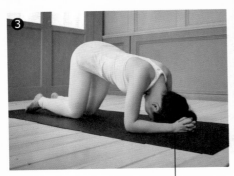

额头撑地

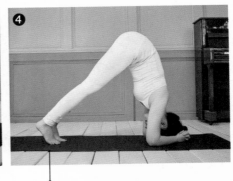

双脚向前走，使骨盆往斜上方移
动，与头部接近垂直时停止

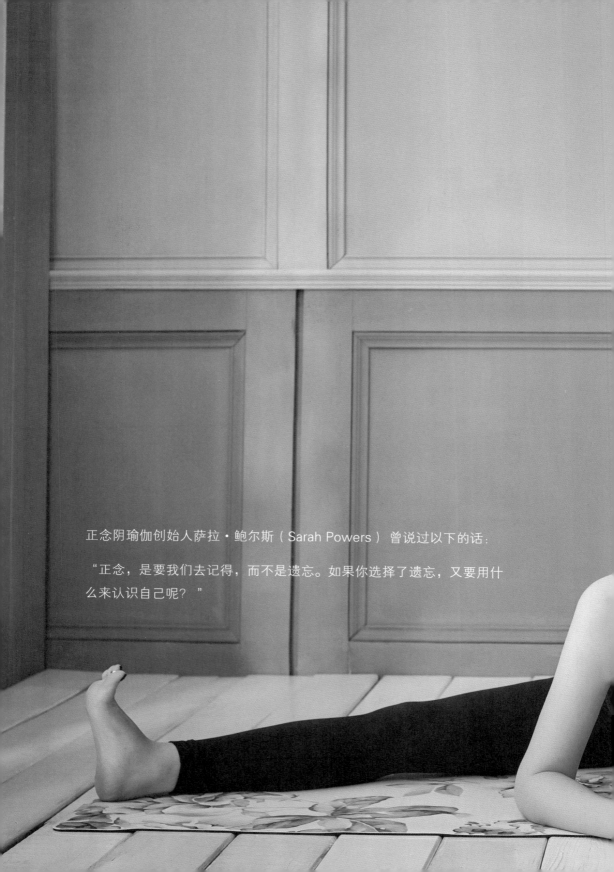

正念阴瑜伽创始人萨拉·鲍尔斯（Sarah Powers）曾说过以下的话：

"正念，是要我们去记得，而不是遗忘。如果你选择了遗忘，又要用什么来认识自己呢？"

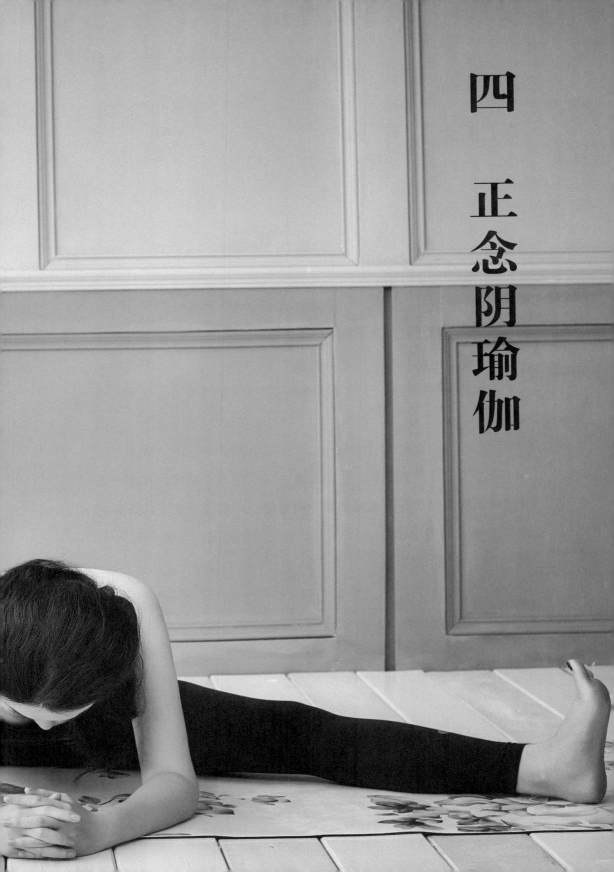

四 正念阴瑜伽

关于正念

当书写到这里时，我不断回想着生命中的点点滴滴。以前我对这一切似乎没有什么体悟，现在却如醍醐灌顶般将一个一个的结都解开了。在有些人的认知里，想要得到快乐，就要忘却不开心，让更多开心的事情将不开心遮蔽。然而，曾经发生过的一切，如影随形，会跟随我们一辈子，所以与其选择遗忘，不如学习如何与它们和平共处。

许多人对正念有误解，觉得正念 = 正向乐观。**正念，并非一直要求你要积极向上，而是当情绪（有好的，有坏的）来了，好好关注它，与它和平共处。**正念的英文为 mindfulness，意即"保持觉知""留心""把心留在每一个当下"。或许你一直都是大家的开心果，但对于自己偶尔的怒气或悲伤，不知该如何面对；或许你是工作能力超强的人，当压力排山倒海而来，却只能忍住不让眼泪流出来。

情绪是多面向的，而各种情绪的发生，都是正常的。面对情绪，我们并非要一股脑儿地往乐观的方向去。正念的练习，是一个对身体、感觉、念头、想法等不带批判地去观察，并能够正视自己的生命经验与各种情绪的过程。

止与观

"停止"与"观察",是我们要努力的方向。暂时放下手边忙碌的工作,回到当下。问一问此时此刻的自己,还好吗?有多少次,一边看着电视一边吃着外卖,感受不到食物的美味;有多少清晨赶着出门,忘了对着镜子前的自己道早安。

生活节奏越来越快,掩盖了我们的觉知及感受。我们曾经历过开心的事情、令自己及身边的人骄傲的事情,也曾经历过不如意的事情,甚至不光彩的事情。人性就是这样,总爱待在自己的舒适区,于是我们喜欢停留在自己擅长的体位法中,吃饭时总挑自己喜欢的吃,也总是沉浸在开心的回忆里。

我们很容易"有选择地"回忆过往,放大那些喜悦的时刻,逃避那些不堪回首的瞬间。因为不愿回想起那些不好的感觉,于是选择忙碌或是刻意回避,甚至用生活中一些不好的习惯来掩盖过去,如抽烟、喝酒、暴饮暴食或是任何形式的成瘾等。

正念是一种让你放下手边忙碌的事情,让思绪离开舒适圈,让觉知回到当下的练习方式。我们要练习去观照并接受那些不完美的曾经。正念减压的创始人乔·卡巴金博士(Jon KabatZinn)说:"当念头与想法冒出来时,假设你能退一步,从一旁清楚地看着,你就能为所有的事情排出优先级,并做出明智的选择。"

试着观察这些经验所带给你的情绪,观察它,但不需要刻意去改变它。学会保持感觉的平衡,无论这感觉是舒适还是疼痛。

正念练习，随时都适合

经科学佐证，正念的练习能够让管控学习及记忆的海马体与控制思考活力的前额皮质变厚，提升我们的专注力。另外，更有助于管控负面情绪的杏仁核萎缩，让情绪趋于稳定。

或许你对正念的概念有一些认知，却又不知道要从哪里开始练习。其实，最好的时机就是在当下的每分每秒。以下是我与各位分享的一些小小心得。

跳脱惯性

生活中我们总想要一种安全感，每天搭乘固定时间、固定地点的交通工具上下班，翻阅健身食谱，使用固定车位，如果哪天稍微有点变化，整个人一整天都会坐立不安。

我们喜欢习惯，因为我们对于可以预知未来感到踏实，然而，习惯也会让我们对生活逐渐失去觉知。我们太习惯这些事情的运作了，以至于忽略掉了自己每天的感受，因为很多事情都是在无意识状态下完成的。

我从动物身上观察到，若改变了它每天固定的生活习惯，它的专注力将得到大幅提升。每天，我会带着狗儿子出门，有时因为天气状况或是体力不佳（其实它已是 15 岁的狗大叔了），它在散步过程中会表现出懒洋洋的状态。如果我因为要处理一些事情而改变了固定路线，如走到它平常应该转弯的路口后却继续直行，它的眼神就会变得专注，看起来神采奕奕，跟着我大步向前迈进。

跳脱惯性，并非强求你做出很大的改变，而是从改变生活中的小习惯开始。你可以将中分已久的头发梳成偏分；也可以将每天下午喝的美式冰咖啡换成曼特宁；在练习瑜伽的英雄式时，把以往的右脚出发换成从左脚先开始。暂时离开一个环境或是改变一些小习惯，你的感觉就会很不一样。

增强五感

长期的惯性生活会消弱我们的觉知力。因为我们已经预料到即将发生的事，无论内心还是外在都已经做好了准备，所以就算我们一时之间无法做到专心，也仍然可以在无意识的状态下完成每一件事。

或许你总是告诉自己：我因为过于忙碌、时间有限，没办法只专注在一件事情上，所以只好把好几件事情压缩在同一个时间段进行。晚上回到家，在客厅边吃饭边看电视，广告时间还不忘滑一下手机；早上起床，离上班时间只剩半小时，于是一边刷牙一边走进厨房泡咖啡，牙刷还没放下来，又急忙转身走向衣柜，挑选今天上班要穿的衣服。

几年前，我戒除了遛狗时带手机的习惯。那时我的工作室刚开始运转，除了教课，我还需要打理许多琐事。考虑到晚上的公园特别安静，于是我就带着狗儿子边散步边打电话。后来我发现，在我打电话的时候，它总是与其他狗发生冲突，或者时不时地就抖动一下牵绳，似乎它在以自己的方式要求我放下手机，把注意力放在这一整天我们仅存的独处时光上。有几次我忘了带手机出门，我发现它的躁动情况有了明显改善，仿佛整个公园只有它一条狗一样。

相同的道理，如果吃饭时不专心在"吃"这件事上，那么消化系统可能会跟我们闹别扭；陪孩子写作业时玩手机，孩子可能也会以时不时地跑神来回应。一次只做一件事，感受当下，人在，心就该在。正念并非关在山洞里修行，而是将这种智慧融入日常生活之中。

随时观察呼吸

有一次，一个学生下课后跟我说，他最近上腹部疼，还经常有呼吸不畅的感觉。我听了之后犹疑了一下，询问了他近期的饮食状况，有没有一些生活上的变动或是消化不良、排便异常等。他说没有，只觉得上腹部的疼痛感一直无法消失。

考虑到他的生理状况并没有太大的变化，于是我试着往心理层面找线索。一聊之下才知道，他最近换了工作，新工作的面试准备让他充满了压力。原来上腹部的疼痛来自横膈太过紧绷，因而出现了换气不足及精神不济等问题。当时我建议他用平常心看待面试，并多做一些放松横膈的动作，没多久，他上腹部疼痛的症状便有了改善。

呼吸状况一旦发生变化，除了观察身体外在的异状，也要留意探究内心的状况。

每天转个小念头

有时候我一早起来，也没有什么理由，就觉得全世界都在针对我。做早餐时，不小心将吐司烤焦了；洗衣机忘了按脱水，结果今天开会要穿的衬衫还在里头；差 5 秒就可以骑过那个十字路口，却因为前面那辆车开太慢，让我在大太阳底下多等 90 秒的红灯……

转个念头重新看待，世界就会很不一样：吐司已经在冰箱里放了近两周了，幸亏烤焦了，不然就吃坏肚子了；也不是一定要穿这件衬衫，试了另一件套装，感觉更合适；说不定闯过了这个路口，换来的是危险的碰撞。

阴瑜伽的源起

阴瑜伽源自中国的道家思想——老子学说，它强调深层肌肉的拉伸，以及清空大脑的一切杂念。因其动作停留的时间较长，并可以借由呼吸及重力的帮助，让人的肌肉达到深层的放松和伸展。

阴瑜伽大约是在 2003 年由保罗·格里利（Paul Grilley）带入西方国家的，目前以保罗·格里利及萨拉·鲍尔斯为主要推广教师。萨拉·鲍尔斯曾经分享过她开创阴瑜伽体式序列的灵感和动机。当时的她刚从临床心理学系毕业，旅居各地，想要寻求真正的平静。

有一年，她去了一间寺庙，在那里进行为期一年的内观课程训练。当时的她年轻气盛，很难专心坐在佛堂前超过 1 小时（正式的内观课程每天都要静坐 8～10 小时）。再加上曾因练习瑜伽意外受伤，她遭受着严重的背部疼痛困扰，长期的静坐令她疼痛不已，根本无法专注练习。

课程还有近一年的时间，她求知若渴却苦于一身伤痛无法坚持下去。于是，她努力思考着，是否有两全其美的方法，既能够减轻背痛，又能提升专注力来完成课程。有一天早上，大家正在佛堂前打坐，她偷偷躲到师父看不见的角落里，在静坐的同时，也加入了基本如果学生没有了解过阴瑜伽，他们就不会知道什么是阳瑜伽。

——伯尼·克拉迪（Bernie Clardy）

的瑜伽动作。她意外发现，这样的练习方式使她更能专注于内心的思绪及呼吸，并能有效减缓背部的疼痛。

经过长年的学习及编排，她融合了东方经络的概念，将阴瑜伽的动作对应到每一条经络上，这不仅帮助她解决了身体的疼痛困扰，更将静坐重新带回到她的日常生活。因此，萨拉·鲍尔斯也将阴瑜伽称为"冥想练习者的入门"。在动作停留的3～5分钟时间里，先练习止与观，等到练习能够进入状态后，再逐渐将时间拉长。最后，你就能在静坐中停留数小时以进行长时间的内观。

从解剖看阴瑜伽

道家的阴阳学说如果对照到瑜伽的练习中，那么吸气是阳，呼气是阴。保持体位流畅是阳，保持体位静止是阴。从人的身体来看，血液、肌肉属于阳，骨骼、内脏属于阴。阴瑜伽的练习重点在结缔组织[1]，如韧带和骨头，它通过基础体式的练习，来活络不常练习的关

1　结缔组织：结缔组织分布广泛，形态多样，其中与瑜伽练习较相关的有纤维性的肌腱、韧带、筋膜，流体状的血液，固体状的软骨和骨骼等。主要有支持、联结以及提供营养、保护等多种功能。——编者注

节。因此，阴瑜伽的体式往往都是较柔和的基本体式。阴瑜伽的练习过程强调的是身体的稳定与放松，清空一切杂念，并结合缓慢的呼吸（自然不刻意地带动胸廓及横膈的伸展和收缩）。

长时间的动作停留——在肌肉可接受的伸展度范围内和稳定放松的前提下，可以锻炼骨骼以及其他结缔组织。其独到之处是在做瑜伽动作的同时，也是在按揉经脉上相应的穴位。通过刺激穴位，使气血通畅，保持人体的阴阳平衡，以达到防病、治病于一体的效果，也可将其想象成一种温和的针灸。

阴瑜伽的锻炼原则

· 长时间保持此体式 3～5 分钟甚至更长时间，初学者可保持 1～2 分钟。

· 适当地放松肌肉，可以更有效地拉伸关节与结缔组织。阴瑜伽的练习，以锻炼关节及结缔组织的活动范围为主，以提高肌肉柔软度为辅。

· 锻炼的时间、季节、环境、气温皆会影响（早晨或寒冷适合阳，傍晚过后或热天适合阴），想让心情平静下来，阴瑜伽更是个好选择！

· 保持脊柱弯曲可活络神经系统。

· 下半身体位重阴，上半身体位重阳。

· 练习中注重前屈及开髋。

练习阴瑜伽的好处

阴瑜伽的体式序列注重前屈及开髋。做前屈动作时，头部的位置低于心脏或是与心脏处于同一高度，可以放松心肌，降低血压，进而达到静心的效果。进行开髋动作时，髋关节（中医所谓的精气）为淋巴系统的主要分布区域，有着许多淋巴管及淋巴结，适当给予刺激、拉伸，有助于身体排毒及促进血液循环。

阴瑜伽动作引导

01 人面狮身式

益处：伸展胸椎，伸展横膈

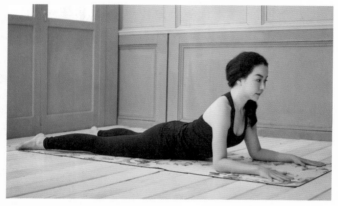

1. 趴在垫子上，双手及前臂放置于地板上，将上身架起。
2. 拉伸脊柱，肩颈放松，保持胸椎后弯。

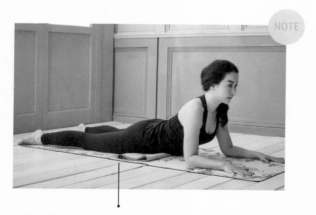

可在下腹部垫上垫子或是毛巾，减少耻骨及髂骨附近的不适。若腰部感觉不适，可将双手向前移动，使其远离躯干来减小后弯的幅度。

02 蝴蝶式

益处：增进骨盆区域的血液循环，改善妇科问题

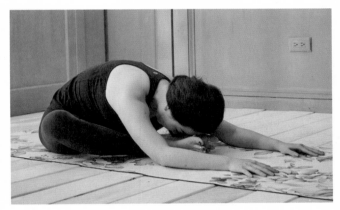

1. 坐在垫子上，也可坐于毯子或是毛巾上以提升舒适度。
2. 双脚脚掌贴在一起，膝盖向外打开。
3. 身体自然地前屈，并停留一会儿。

NOTE

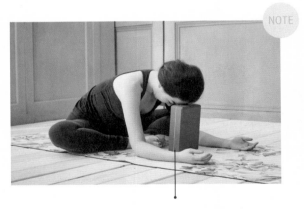

若觉得停留于此动作时头部悬空不适，可用瑜
伽枕或瑜伽砖支撑头部。

03 龙式

益处：改善消化系统

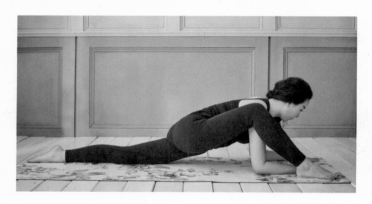

1. 左脚在后。
2. 右脚向前，跨至右手外侧。
3. 双臂放于垫子上。可在手臂下方垫上毛巾或毯子。
4. 停留一段时间后放松，换另一侧练习。

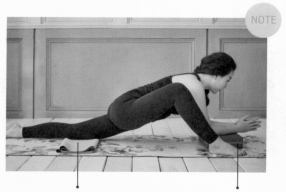

在左膝处垫上毛巾
或是厚垫子。

如果觉得髋骨及膝盖疼痛，可在手肘下方
垫上瑜伽砖，或以掌心推地来减缓不适。

04 婴儿式

益处：安定情绪，放松肩颈

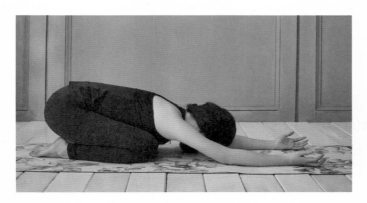

1. 双膝分开跪地，臀部放在脚跟上（若觉得小腿紧绷或脚踝、脚掌不舒服，可将一条瑜伽毯单折或双折后垫在小腿下方，以减轻脚踝及脚掌的压力）。
2. 将抱枕或毯子夹在双腿之间，调整到让你觉得舒适的高度。
3. 慢慢地将身体前屈，头转向侧面，保持静止。停留一会儿再转向另一侧，放松肩颈部位。
4. 手臂舒服地放在头部两侧，闭上眼睛，轻松地呼吸，每一侧停留1～5分钟。

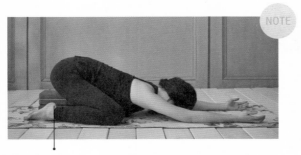

若觉得背部下方或后腿过于紧绷，可坐在瑜伽砖上练习。

05 完全前屈式

益处：加快水分代谢，缓解背部下方的疼痛

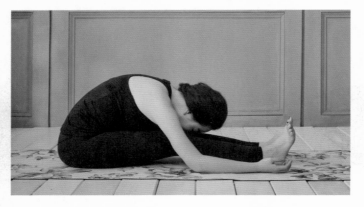

1. 坐在垫子上，双脚向前伸直，坐骨稳定地贴在地板上。如有不适，可将臀部垫高（在双腿膝窝下放置枕头或毛巾，加高后较舒适）。
2. 上半身前屈，可垫高额头，双手置于身体两侧。
3. 安静地停留1～2分钟。

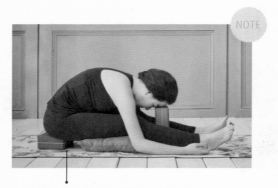

无法前屈的人也可以利用瑜伽砖、毛巾或垫子，降低动作强度。

06 头碰膝单腿前屈式

益处：加快水分代谢，缓解后背部的疼痛

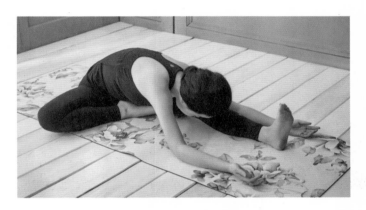

1. 坐在垫子上，右脚尽可能靠近骨盆，左脚伸直。（如有不适，可将臀部垫高）
2. 伸直的脚如有不适，可以将膝窝垫高。
3. 上半身前屈，左侧躯干向左旋转，使躯干能够与地面平行，面部接近左腿。双手置于身体两侧（可用瑜伽砖垫高双手）。
4. 安静地停留1～5分钟，换另一侧练习。

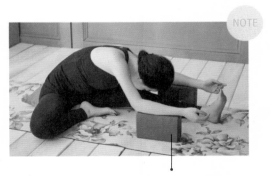

NOTE

可用瑜伽砖垫高双臂，以减少腿后侧的紧绷感。

07 蜻蜓式

益处：改善消化系统，强化肝脏功能

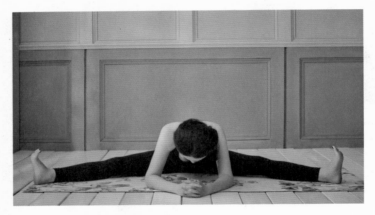

1. 坐在垫子上，将双腿打开。
2. 上半身前屈，前臂可架于地板上。
3. 安静地停留1～5分钟。
4. 如有坐骨神经痛等问题或是腿后侧过紧，可靠墙练习。

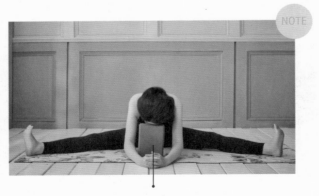

可在额头处垫上瑜伽砖以减少头颈的压力。

08 张膝扭转婴儿式

益处：改善消化系统，缓解背部下方的疼痛

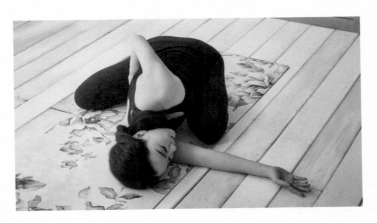

1. 以婴儿式开始，并尽可能地将双膝张开。
2. 臀部尽量靠近脚后跟。
3. 将右手臂往左侧延伸，左手绕过背部，置于背部下方。
4. 将头颈留在一个舒适的位置上，侧躺。
5. 静静地停留1～5分钟，换另一侧练习。

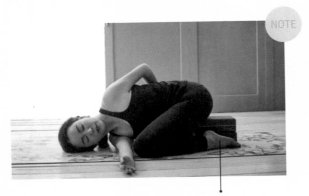

可在臀部垫上瑜伽砖，以减轻不适。

09 马镫式

益处：加快水分代谢，强化肾脏功能

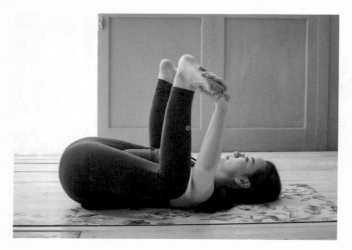

1. 躺在垫子上，双腿弯曲，膝盖靠近前胸。
2. 双手沿着大腿内侧，找到脚掌的内缘并握住。
3. 将髋关节向外打开，使膝盖靠近地板。
4. 安静地停留1～5分钟。

10 睡天鹅式

益处：促进消化，强化肝脏功能

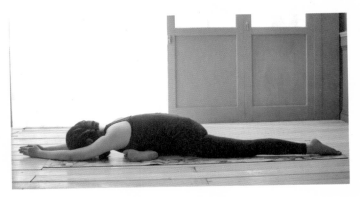

1. 跪在垫子上，将右脚向前，右小腿盘放。
2. 左脚尽可能地延伸、拉直。
3. 上半身前屈。
4. 安静地停留1～5分钟，换另一侧练习。

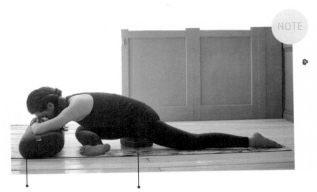

若是髋部紧绷，可在手臂下方垫上瑜伽枕或瑜伽砖。

如果右侧臀部及膝盖有不适的状况，请将右臀用垫子或瑜伽枕垫高。

后记

在这本书的写作过程中，我好像进入了时光隧道。好多以前不愿想起的回忆，如今已有勇气面对，更可以做到让这些生命体验转变成文字与大家分享。

完成这本书之后，我的内心有一种踏实的感觉，因为我人生的待办清单中的事项又完成了一项。

较亲近的学生及朋友经常鼓励我，他们认为我的文字和故事一定可以完成一本书。但当时的我信心不足，找不到自己的定位，对于相关的邀约总是望而却步。

几年前，我开始在自己的社交平台上不定期地发表文章，并因此找到了力量。一个故事就可以引导身边的人往更正面、更乐观的世界去，这就是文字的魔法。

这本书不论是让你产生了练习静坐冥想或是阴瑜伽的念头，还是引出了你对精油及中医食疗的好奇，都是美好的开始。

更重要的是，你要将这些练习带进生活里。正念静心及呼吸法并不一定能够解决生活中所有的困难，但坚持练习，的确能够让我们在面对人生的不如意时向内观望情绪，试着接受及放下。

心念纯一，唯有正念，才能让你渡过烦恼的大海。

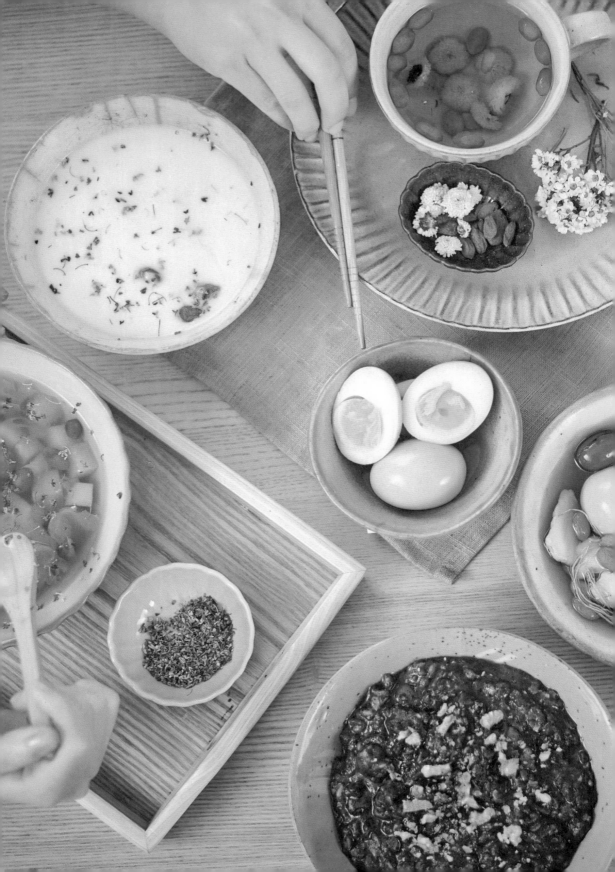

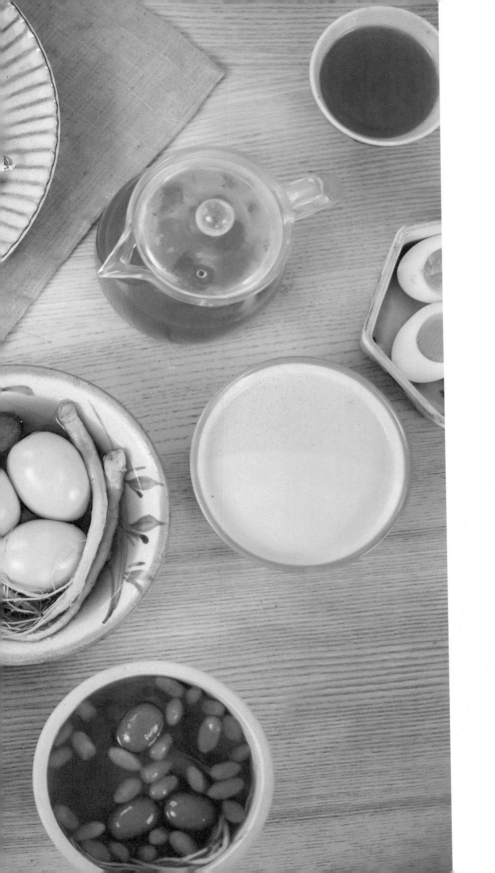

有助于舒缓情绪的饮食

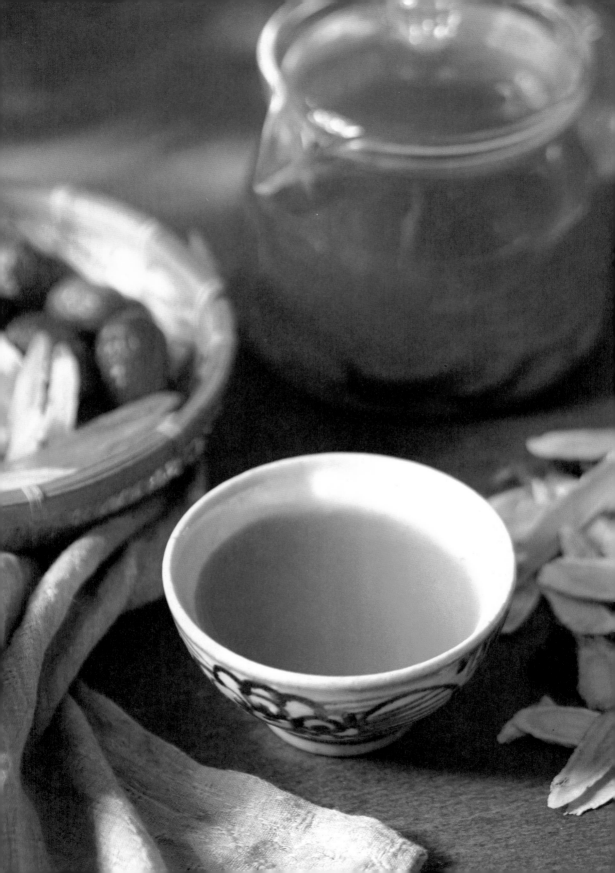

补肾养气的舒活生脉饮

【材料】

五味子　10克（打碎装入棉袋）

西洋参　15克　　　麦冬　25克　　　红枣　50克

黄芪　50克　　　水　6碗

人的情绪和五脏六腑有着密切的关系。其中，肾主惊恐，因此，《黄帝内经》有言："恐惧过度则伤肾。"

肾是生命能量的源头，中医称这种能量为"精"。肾虚会造成情绪低落、无安全感和缺乏自信。又因为"肝肾同源"，故肾精可以养肝，肝血又可以养肾，在这样的循环中，当肾太过于劳累无法存精时，肝血就会不足，连带身体和眼睛也得不到足够的滋养。

五味子可以调节神经系统，预防神经衰弱、失眠、健忘等症状出现，对因为肺失调而引起的咳嗽，或是肾虚造成的尿频也有效果。而加入西洋参和麦冬，则可以补气血，去除不安情绪，让人恢复精神与活力。

【做法】

1. 将上述药材置于6碗清水中，浸泡半小时。

2. 放入锅中煮半小时，即可饮用。

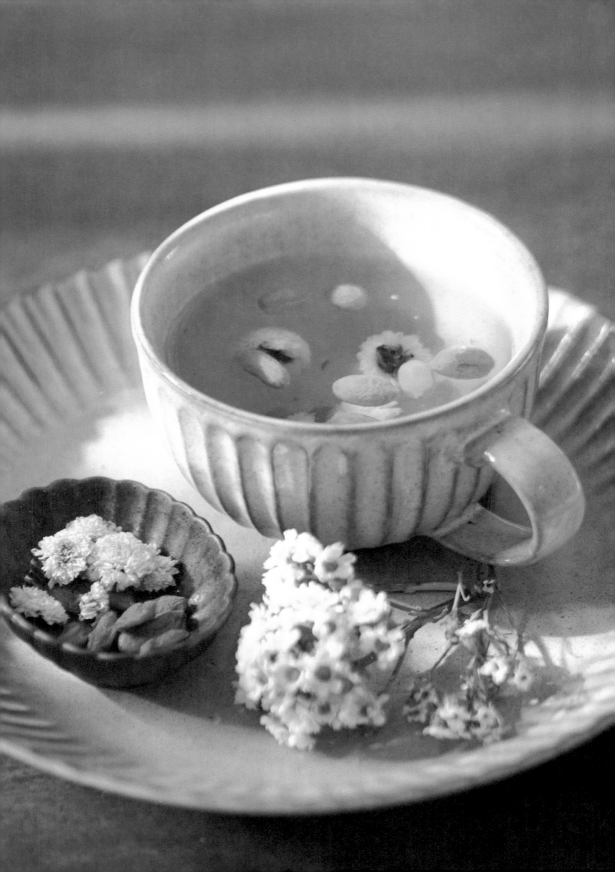

照顾肝胆、厘清思绪的枸杞菊花茶

【材料】

台湾菊花 5～6 朵　　　枸杞 5 克

热开水 一杯

　　肝是储存血液的地方，它负责把气血和养分输送到全身各个器官。身体内部的各个地方，如果有干净的气血"流贯"，人就有精神与活力，情绪也会稳定。肝会在深夜 11 点到次日凌晨 1 点开始净化血液，因为"肝肾同源"，而肝又是容易受压力影响的器官，若肝肾没有得到充足的休息，便会影响到精神与思维的运作。

　　菊花能清肝明目，对于眼睛有很好的滋养效果。眼睛不舒服、用眼过度、长时间盯着屏幕的人很适合饮用菊花茶来调理身体。

　　枸杞除了能够帮助造血、提高肝的运作功能外，在养生的食疗中，也常被拿来补养肝肾、明目醒脑、提升免疫力。

【做法】

将菊花、枸杞放入杯中，倒入热开水焖 5 分钟，便可饮用。

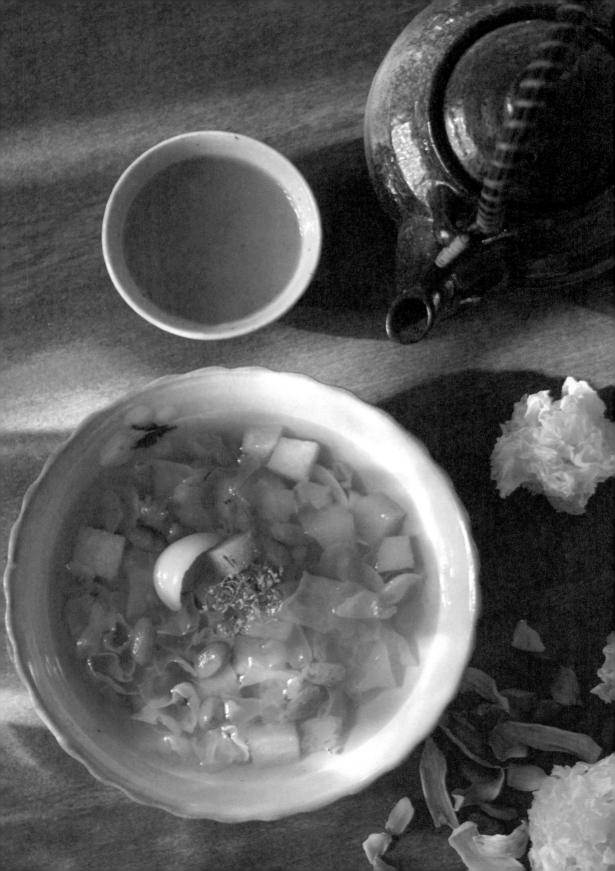

顾心肺、稳定情绪的桂花雪梨百合银耳汤

【材料】

银耳 3朵	雪梨 一个	桂花 5克
百合 20克	水 400毫升	
枸杞 10克	冰糖 适量	

肺主宰着呼吸系统和皮肤，还负责吸入干净的空气，排出废气。人一旦因过度疲劳引起肺气不足，就无法输送气血，咳嗽、痰多、胸闷等症状也会一并出现。

而当人的情绪不佳或者处于恐慌状态时，很容易伤及肾脏及生殖系统。桂花能散寒、祛湿，排解体内毒素，且桂花的香气对情绪有很好的安抚作用。百合是百合花的鳞状球茎，具有清心润肺、止咳化痰、安神助眠之效，对于肺燥或肺热咳嗽、发烧后的失眠多梦、心情抑郁等都有帮助。此方搭配银耳能让人心情愉悦，还能使肌肤润滑。

【做法】

1. 银耳用冷水泡发约半个小时，洗净，剪去根部，然后用刀切成小片。
2. 百合、枸杞也分别用水泡发，雪梨削皮、切块。
3. 先将银耳和水放入锅中以小火炖20分钟，等银耳煮至浓稠时，放入冰糖，然后加入百合继续炖10分钟。
4. 最后，加入枸杞、雪梨和桂花，再煮10分钟即可。

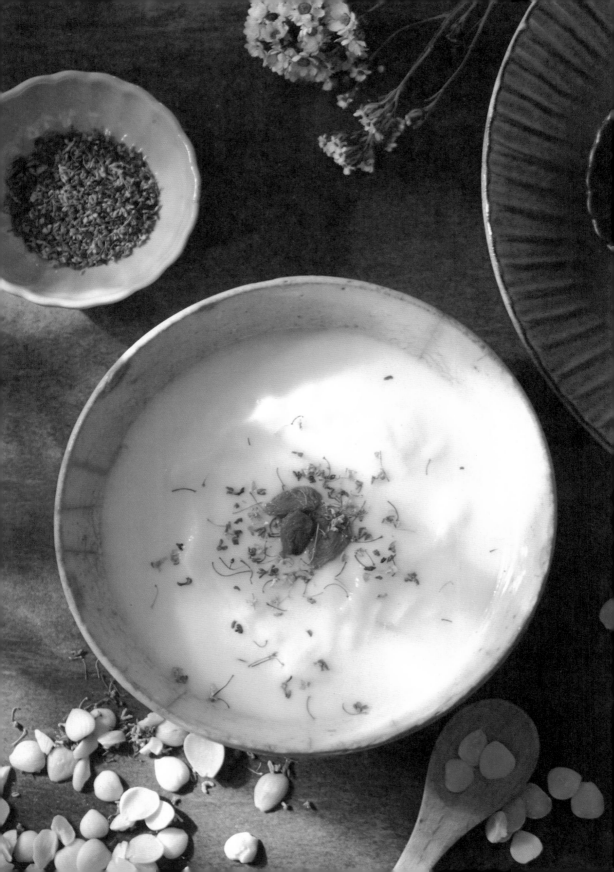

润喉滋肺的杏仁豆腐

【材料】

南杏仁 60克   全脂牛奶 250毫升

水（烧开后冷却） 400毫升   冰糖水 少许

琼脂 3克   桂花蜜 少许

冰糖 适量

《本草拾遗》记载，杏仁可"利喉咽，去喉痹，治疗痰唾咳嗽，喉中热结生疮"。通常，杏仁可做成热饮或凉菜，但当喉咙已经产生灼热不适的症状时，最好来上一碗冰凉透心的杏仁豆腐。

白白嫩嫩的豆腐块，散发着剔透感，浇上桂花糖浆，视觉上便已有舒心疗愈之效。杏仁能止咳润肺，滋养肌肤。舀起一块儿，放进嘴里，沁心香气充满喉头，滑落入胃的微凉中，一丝桂花蜜的甜味悄悄透出。

【做法】

1. 将南杏仁放入温水（烧开后的水冷却成温水）中浸泡1小时。

2. 将南杏仁和200毫升水（烧开后冷却）一起放入料理机中打成浆，用纱布过滤，去除杂质，取杏仁汁备用。

3. 将琼脂放入200毫升水（烧开后冷却）中泡软后倒入锅中，加入适量冰糖，以小火煮至融化。

4. 将杏仁汁和融化后的琼脂倒在一起，再加入全脂鲜牛奶，搅拌均匀。

5. 准备一个容器，在底部铺上纱布，倒入杏仁浆，滤掉气泡和浮末。

6. 静置放凉后，放入冰箱冷藏2小时。

7. 取出，切小块儿装碗，淋上冰糖水及桂花蜜即可食用。

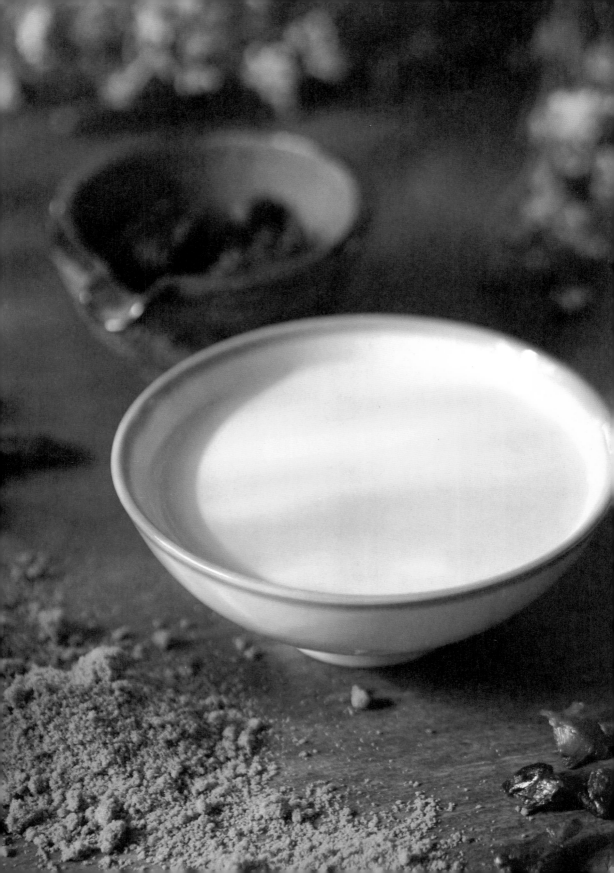

顾心脾、安神助眠的红糖桂圆奶茶

【材料】

鲜奶 400 毫升　　　　　红茶茶叶包 10 克

桂圆肉 10 颗　　　　　　红糖 适量

　　《黄帝内经》将失眠者分成三种类型：阳气不足者，因为疲乏气短，最需要的是补气安神的食物；思虑过度者，眉头总是锁在一块，此为血虚；阴虚者，担忧太多烦心事，口干舌燥。药补不如食补，食补不如觉补，如果能好好睡上一觉，比吃什么药物都更能健脾益胃。

　　肝藏血，脾统血，二者共同管理着经过肠胃吸收后生成的血和养分，而女人的美尤其跟脾经息息相关。

　　桂圆又称龙眼，有养血安神、开胃益脾、清热润燥、养颜补中之功效，可以改善气血不足引起的失眠健忘、惊悸怔忡，是非常适合女性的简单食疗法。而看似普通的牛奶，其实是很好的养心肺、解热毒的营养品。

　　这道红糖桂圆奶茶是大人小孩都会喜欢的暖饮。睡前煮上一壶，在红糖与桂圆的醇香中融入顺滑的牛奶，让人从手心暖到心头。

【做法】

1. 鲜奶倒入锅中，放入桂圆肉以及红茶茶包，浸泡约 20 分钟。

2. 将牛奶煮沸至冒小泡，加入红糖搅拌至融化即可关火，再盖上锅盖焖 5 分钟。

3. 滤掉茶渣，好喝的红糖桂圆奶茶就完成了。

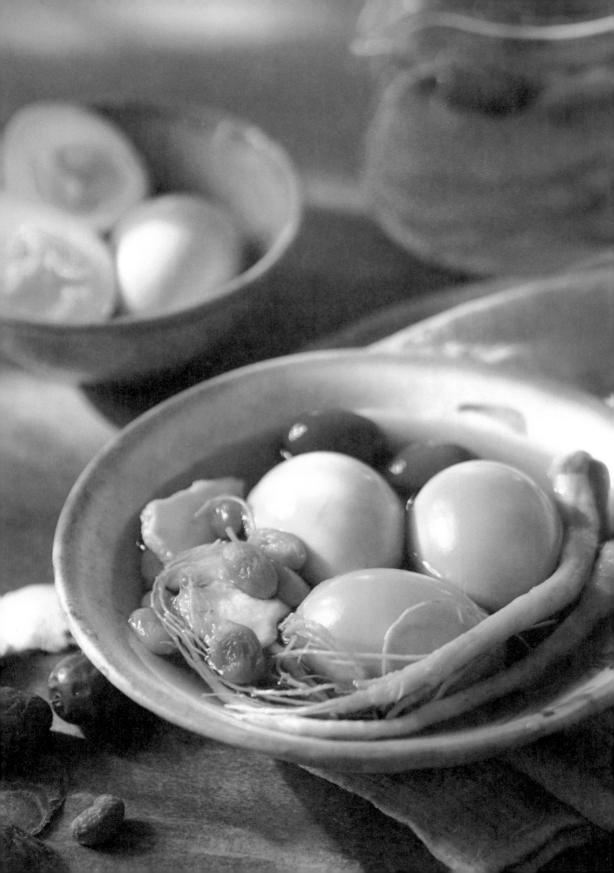

提升精力的人参溏心蛋

【材料】

人参切片 50 克　　　　干姜片 5 克　　　　　味醂 100 毫升

枸杞 50 克　　　　　　米酒 100 毫升　　　　水 200 毫升

红枣 6 颗　　　　　　　日式酱油 100 毫升　　鸡蛋 8 个

　　《庄子》说"气聚则生，气散则死"，日常情绪波动较大的人、长期精神压力大的人、经常熬夜的人，往往元气不足，造成气虚。很多中药材都能补气，但不同药材各有侧重，而其中最能大补元气的药材就是人参。

　　人参是百草之王，能够生津安神、补脾益肺，在《神农本草经》中更被列为上品。因为人参可以调节中枢神经系统，所以对于想要增进身心活力、提高工作效率的人，都有很好的助益。一般人参可以口含，但略苦，还带着草药的味道，有些人不适应。

　　这道食谱是用人参搭配做成的溏心蛋，让人看起来便食欲大增，养气的同时，还能补充蛋白质。

【人参酒卤汁做法】

1. 将人参、枸杞、红枣、干姜片浸泡于米酒中，放置 7 天备用。

2. 取 250 毫升人参酒，加入日式酱油、味醂与水混合均匀。

【溏心蛋做法】

1. 鸡蛋放入锅中，加入冷水，用小火慢慢加热，这个过程中需要不间断翻搅鸡蛋。

2. 水煮开后，改中火，煮 5 分钟。

3. 将鸡蛋捞起，放入凉水里降温，然后在凉水里剥掉蛋壳。

4. 将剥好的鸡蛋放入完全冷却的人参酒卤汁中，冷藏 24 小时即完成。

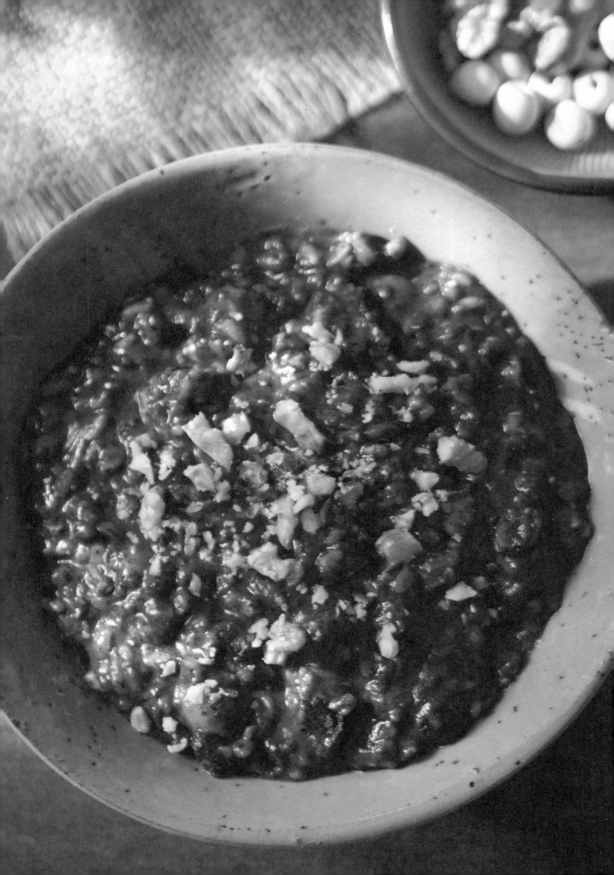

提升专注力的莲子核桃益智粥

【材料】

核桃仁 25克　　　白莲子 50克

糙米 100克　　　水 400毫升

黑芝麻粉 15克　　红糖 适量

　　缺乏专注力的人，内心特别细腻敏感。虽然这种类型的人总是充满活力，但也容易被外在事物所影响。他们喜怒易形于色，情绪波动特别强烈。想要获得专注而平静的心理状态，早餐或点心时间来碗莲子核桃益智粥，对大人小孩来说都是很好的选择。莲子通气血、补血养心，而心主血脉，血在体内的运作，要通过心气来推动。莲子有清心益智、镇静安神、固守精气的作用，可以帮助心脏将养分送到全身。

　　核桃仁和黑芝麻都可以强肾补脑，营养价值极高。丰富的不饱和脂肪酸可防止动脉中胆固醇的堆积，维护心血管健康，也能减缓细胞老化的速度。

【做法】

1. 核桃仁去皮、膜后切片，与白莲子、糙米一起加适量水煮成粥。
2. 撒入黑芝麻粉，并加适量红糖调味。